JN093543

The Inescapable
Immune
Escape
Pandemic

Geert Vanden Bossche
Yumi Watanabe

回避不能な
免疫逃避
パンデミック

ギアト・ヴァンデン・ボッシュ 著
渡邊裕美 訳

花伝社

The Inescapable Immune Escape Pandemic
Nobody Can Conceal The Science
That Nature Is Now Desperate To Unveil
Society In Highly Vaccinated Countries
Will Be Caught By Surprise
Copyright © 2023 by Geert Vanden Bossche, DVM, PhD.

自分が正しくて、世の中の波が間違っていると分かっていなが
ら、その波が自分に押し寄せてくる。これほど無力感に苛まれる
ことはない。

ノーマン・メイラー

献辞

　私の予測がその耳に、その目に届かなかった人々、あるいは私の予測を理解することができなかったすべての人々に捧げる。

謝辞

　友人であるジョン・ヒースコ。この本を完成させるために、彼は計り知れないほどの大きな支えとなった。この2年間で、ジョンはコンピュータ・エンジニアから、パンデミックの進化のダイナミクスを深く理解する人物に成長した。彼は、知的怠惰が蔓延する世界において知的勤勉の教科書のような存在だ。免疫学、ワクチン学、ウイルス学、進化生物学に関する彼の深い洞察力は、彼の向学心に裏打ちされている。実際、彼の知的な質問のおかげで、私はパンデミックの力学に対する洞察と理解を深めることができた。さらに、本書執筆にあたり、編集、修正、微調整、さらには私の科学的表現の欠点を指摘するなどの労を取ってくれたことに深く感謝する。ジョン、あなたがいなければ、この本を書くことはできなかった。あなたは私のヒーローだ。

　友人であるロブ・レンネボーム博士。レンネボーム博士は医療分野において卓越した知識と真摯な意思を併せ持つ偉大な人物だ。免疫学や小児疾患に関する知識が豊富なだけでなく、複雑な問題を一般の読者にもわかりやすく書くという類いまれな技量を持っている。彼の「COVID ワクチン接種に関する両親と小児科医への公開書簡」（私のウェブサイトに掲載されている。https://www.voiceforscienceandsolidarity.org/）は、専門家としての深い洞察力と優れた文章力を兼ね備えた彼の能力を示す一例である。

　友人であるバート・プロブスト。この本が実現したのは、彼が契約や業務の管理をはじめ、技術的・物流的事柄について確実、

迅速かつ効果的にサポートしてくれたおかげである。バートは、私が主宰する Voice For Science and Solidarity（https://www.voiceforscienceandsolidarity.org/）の支柱であり、本書を含むさまざまな取り組みを確実に実現させている。

　ステファニー・ピエルッチはこの話を聞くやいなや、快くその実現に協力してくれた。本書の編集、出版、普及活動への彼女のサポートに非常に感謝している。金銭的な利益よりも人びとの利益（健康）を優先させることは、最近では珍しくなってきたが、ステファニーはそれに徹している。

　家族へ、ジョアンナと子どもたちへ。ハラスメント、中傷、嫌がらせ、非難などに晒されたこの困難な時期に、平和と休息と愛の港となってくれてありがとう。その忍耐力、揺るぎない自信、尊敬、そして私への信頼に感謝する。家族の継続的なサポートと理解のおかげで、私は強くなり、あらゆる嵐に耐えることができた。

　私のフォロワーの皆さんへ。励ましの言葉、友情、信頼、そして貴重なリソースを提供してくださったことに感謝する。最後に、私のあまりに常識を逸した予測にもかかわらず、私を正気だと思い続けてくださったすべての方々に感謝する。

出版社からの注意事項

　必ずお読みください：

　本書は、一般的な健康、病気の予防、栄養補助食品、および／または公衆衛生に関する著者の個人的な経験や意見を述べたものです。著者は、あなたの医療担当者ではありません。Geert Vanden Bossche, DVM, PHD および／または彼のウェブサイト、ニュースレター、公に配布された出演やインタビューは、本書およびその内容を「現状のまま」で物語として提供しており、本書

およびその内容に関していかなる種類の表明や保証も行いません。著者および出版社は、例えば、商品性および特定目的の健康管理に関する保証を含む、すべてのそのような表明および保証を放棄します。また、著者および出版社は、本書を通じてアクセスできる情報が正確、完全、または最新であることを表明または保証するものではありません。

　製品およびサービスに関する記述は、米国食品医薬品局によって評価されたものではありません。また、いかなる症状や疾患の診断、治療、治癒、予防を目的としたものではありません。本書に記載された提案や推奨事項については、ご自身の医師または医療専門家にご相談ください。本書に特に記載されている場合を除き、著者、寄稿者またはその他の代表者は、本書の使用に起因または関連して発生した損害について責任を負いません。これは、補償的損害、直接的、間接的、または結果的損害、データ、収入または利益の損失、財産の損失または損害、および第三者からの請求など、あらゆる種類の損害に適用される包括的な責任の制限です（ただし、これらに限定されない）。

　本書は、医師などの資格を持つ医療従事者への相談に代わるものではないことを理解してください。健康管理プログラムを始めたり、ライフスタイルを変えたりする前に、医師やその他の資格を持った医療従事者に相談し、健康状態が良好であること、本書に記載されている例があなたに害を与えないことを確認する必要があります。本書は、身体的および／または健康的な問題に関連する内容を提供しています。そのため、本書の使用は、この免責事項に同意されたものとみなされます。

略語一覧

(h)ACE2	(human) Angiotensin-Converting Enzyme 2（ヒト）アンジオテンシン変換酵素 2
BCR	B-Cell Receptor　B 細胞受容体
CTL	Cytotoxic T-Lymphocyte　細胞傷害性 T リンパ球
NK cell	Natural killer cell　ナチュラルキラー細胞
S	Spike (protein)　スパイク（タンパク質）
TCR	T-Cell Receptor　T 細胞受容体

用語解説

ブレークスルー感染：Breakthrough Infection
本書では、**SARS-CoV-2 ブレークスルー感染**とは、既に COVID-19〔本邦では「新型コロナウイルス感染症」に分類されている、SARS-CoV-2 感染によるコロナウイルス感染症（2023年 3 月現在)〕疾患に増殖性感染した個体または COVID-19 ワクチンを接種した個体において、増殖性の SARS-CoV-2 感染および COVID-19 疾患が促進されることを指す。

細胞性自然免疫系：Cell-Based Innate Immune system
本書では、**細胞性自然免疫系**とは、自然免疫系のうち、細胞によって構成される要素を指す。病原体に感染した細胞や病的に変化した宿主細胞を特異的に認識し、それらの細胞を排除する能力を持つ。狭義の細胞性自然免疫系の主要な細胞は、ナチュラルキラー細胞（NK 細胞）である。

ウイルス感染細胞の細胞溶解性殺傷：Cytolytic Killing of Virus-Infected Cells

本書では、ウイルス感染細胞の細胞溶解性殺傷とは、潜在的中和抗体と複合体を形成した子孫ウイルス粒子の組織常在性抗原提示細胞への取り込みが促進された結果生じる、MHC（主要組織適合性複合体）クラスⅠ非拘束性細胞傷害性Tリンパ球による、SARS-CoV-2 に感染した標的宿主細胞の細胞溶解性殺傷と定義する。

初期オミクロン子孫変異株：Early Omicron-derived Subvariants

本書では、**初期オミクロン子孫変異株**とは、オミクロン BA.2 とその初期の子孫、例えば BA.4/5、BA.2.12.1、BA.2.11、BA.2.9.1 などのことである。

高度に（または大部分）COVID-19 ワクチン接種されている、または COVID-19 ワクチン接種率が高い：Highly (or largely) C-19 vaccinated or high C-19 vaccine coverage rate

本書では、**高度に（または大部分）COVID-19 ワクチン接種されている、または COVID-19 ワクチン接種率が高い**とは、mRNA ワクチンによる COVID-19 ワクチン接種率が高いこと（接種数や投与回数、他の mRNA ではない COVID-19 ワクチンと組み合わせたかどうかに関係しない）、または非 mRNA ワクチンによる COVID-19 初回接種率が高く、その後 1 回以上の追加接種が行われていることを指す。

感染阻害抗体：Infection-Inhibiting Antibodies

本書では、**感染阻害抗体**とは、ウイルス感染を防ぐことができる hACE2 非競合型抗体を指す。

非増殖性感染：Non-Productive Infections
本書では、**非増殖性感染**とは強力な細胞性自然免疫によって感染の初期段階（即ち、ウイルスの子孫が作られる前の段階）で制御／封じ込められた SARS-CoV-2 感染を指す。非増殖性感染は無症状である。

潜在的中和抗体：Potentially Neutralizing Antibodies
本書では、潜在的中和抗体とは特定の病原体（ウイルス）の抗原と十分に一致する場合に、その病原体を中和する能力を持つ抗体を指す。

多反応性非中和抗体依存性ブレークスルー感染：Polyreactive Non-Neutralizing Antibody-dependent breakthrough infection
本書では、**多反応性非中和抗体依存性ブレークスルー感染**とは、多反応性非中和抗体によって引き起こされたブレークスルー感染を指す。

多反応性非中和抗体依存性ナチュラル・ブレークスルー感染：Polyreactive Non-Neutralizing Antibody-dependent natural breakthrough infection
本書では、**多反応性非中和抗体依存性ナチュラル・ブレークスルー感染**を、以前の自然感染でプライミングされた者に起こる多反応性非中和抗体依存性ブレークスルー感染と定義する。

多反応性非中和抗体依存性ワクチン・ブレークスルー感染：Polyreactive Non-Neutralizing Antibody-dependent vaccine breakthrough infection
本書では、**多反応性非中和抗体依存性ワクチン・ブレークスルー感染**を、以前に接種したワクチンによってプライミングされた者

に起こる多反応性非中和抗体依存性ブレークスルー感染と定義する。

多反応性非中和抗体あるいは抗体非依存性ワクチン・ブレークスルー感染：Polyreactive Non-Neutralizing Antibody- or Antibody-independent vaccine breakthrough infection
本書では、**多反応性非中和抗体あるいは抗体非依存性ワクチン・ブレークスルー感染**とは、多反応性非中和抗体や他の抗体ではなく、ウイルス自身の感染性の高さに起因するワクチン・ブレークスルー感染を指す。

増殖性感染：Productive infection
本書では、**増殖性感染**とは少なくとも一回のウイルス複製サイクルを生じた SARS-CoV-2 感染を指す。

細胞性自然免疫系の回避：Sidelining of the cell-based innate immune system
本書では、**細胞性自然免疫系の回避**とは、ウイルス感染性が（多反応性非中和抗体依存性、または、非依存性に）増強されたことにより、SARS-CoV-2 ウイルスに感染した宿主細胞が、感染の初期段階で、自然免疫系によってウイルスを排除することができない状態を示す。ワクチン由来抗体の存在下で免疫逃避 SARS-CoV-2 変異株に繰り返し曝されると、細胞性自然免疫系の回避が（免疫逃避変異株のパンデミックの間）不可逆なものとなる。

立体的免疫再集中：Steric Immune Refocusing
本書では、**立体的免疫再集中**を、既存の低親和性潜在的中和抗体によって可変性の S タンパク質関連主要抗原エピトープが立体的にマスキングされた結果、より保存された抗原性の低い S 関

連エピトープにＳ指向性体液性免疫応答が再方向づけられることと定義する。

接種者：Vaccinee
本書では、**接種者**とは、少なくとも１回の COVID-19 ワクチン接種を受けた者を指す。

免疫逃避ウイルスパンデミック：Viral Immune Escape Pandemic
本書では、**免疫逃避ウイルスパンデミック**とは、免疫逃避ウイルス変異株が（急速に）連続して発生し流行することを特徴とするパンデミックを指す。

ウイルス感染力：Viral Infectivity
本書では、**ウイルス感染力**とは、感受性のある集団にウイルスが感染を引き起こす能力のことを指す。

ウイルス感染性：Viral Infectiousness
本書では、**ウイルス感染性**とは、ウイルス粒子が感受性のある宿主細胞に侵入し、その資源を利用して複製し、感染性の子孫ウイルス粒子を作り出す能力を指す。これは、感染につながる可能性がある。

（ウイルス）中和抗体：(Virus-) Neutralizing Antibodies
本書では、**（ウイルス）中和抗体**とは、SARS-CoV-2 のスパイクタンパク質の受容体結合ドメイン内のエピトープが ACE2 に結合することを妨げることによって、ウイルス感染を阻害する能力がある抗体を指す。

トランス感染：Trans infection

トランス感染とは、樹状細胞の表面に付着して運ばれた SARS-CoV-2 ウイルス粒子による増殖性感染であり、スパイクタンパク質表面に発現する N 結合型糖鎖と樹状細胞表面に発現する C 型レクチン受容体が結合することによって引き起こされる。その結合により S タンパク質の N 末端ドメイン内のポリペプチドドメインがあらわになり、SARS-CoV-2 ウイルスが標的細胞の細胞膜に存在する脂質ラフト内のシアロガングリオシドと結合できるようになる。この相互作用により、スパイクタンパク質に細胞融合促進性の構造変換が起こり、スパイクタンパク質の受容体結合モチーフと ACE2 受容体の結合が促進される。

トランス細胞融合：Trans fusion
トランス細胞融合とは、ACE2 非依存性の細胞間融合であり、SARS-CoV-2 感染細胞と非感染の近隣細胞との間で生じる。これにより、合胞体が形成され細胞—細胞経由で標的細胞に感染が広がる。

予備的解説

　訓練された細胞性自然免疫は広範な〔変異株非特異的な〕ウイルス排除能力を持つ、自然感染によって誘導される免疫の本質的な構成要素である。健康な人が SARS-CoV-2 感染した場合に誘導される免疫[1]は、その後の変異ウイルスへの曝露による増殖性感染や伝播を予防または制御するのに、常にワクチンによる体液性免疫より有効である。

　訓練された自然免疫は SARS-CoV-2 変異株非特異的であり、エピジェネティックな刷り込みによって宿主環境の変化に対して迅速に適応・反応できる。そのため、訓練された自然免疫系はその後、より感染性の高い SARS-CoV-2 変異株に曝露されても増殖

性感染をほぼ防ぐことができる。これは、感染やワクチンによって誘導されるスパイクタンパク質（S）特異的抗体とは全く対照的である。機能的に不十分な抗体の力価が上昇している状態で、異なる SARS-CoV-2 変異株に曝露すると免疫逃避が促進されることを考えれば、（通常、自然免疫系がウイルスの相当量を感染の初期段階で排除してしまうため）自然感染での増殖性感染によって誘導される S 特異的抗体の力価が急速に低下することは驚くべきことではない。また、これにより、再曝露時には高力価の抗体を産生するメモリー B 細胞を速やかに呼び戻すと同時に、立体的免疫再集中（1.2.3 章）を回避することができる。

　本書では、SARS-CoV-2「**増殖性感染**」とは、1 回あるいは複数回のウイルス複製サイクルに至る SARS-CoV-2 感染を指す。増殖性感染は、細胞性自然免疫系によって迅速に制御されて軽症で済むこともあれば、あるいは、細胞性自然免疫系によって制御しきれず、獲得免疫系によって制御される前に複数回の複製サイクルを経て、より大規模なウイルスの増殖に至ることもある。自然免疫系を突破したものの、速やかに（およそ 1 週間以内に）獲得免疫系によって制御された増殖性 SARS-CoV-2 感染は、通常、中程度の COVID-19 疾患を引き起こす。しかし、獲得免疫系によって速やかに制御できない場合、重症の COVID-19 疾患へと進行する可能性が高い。

　本書では、SARS-CoV-2「**ブレークスルー感染**」とは、既に増殖性感染を経験した個体、または COVID-19 ワクチンを接種した個体において、SARS-CoV-2 増殖性感染、および COVID-19 疾患が増強されることを指す。ブレークスルー感染は、循環する SARS-CoV-2 変異株に低親和性で結合する抗体が既に存在することを意味し、古典的な抗体依存性疾患増強（ADE）はブレークスルー感染とはみなさない[2]。抗体依存性疾患増強とは、ウイルスが、単球、マクロファージ、樹状細胞などの Fc 受容体を持つ

骨髄系細胞を乗っ取り、抗原提示細胞としてではなくウイルス複製の標的細胞として利用することを指す（文献 1）。

　本書では、「多反応性非中和抗体依存性ブレークスルー感染」を、多反応性非中和抗体によって引き起こされる SARS-CoV-2 ブレークスルー感染と定義する。多反応性非中和抗体依存性ブレークスルー感染は、より感染性の高い、抗原性がシフトした SARS-CoV-2 変異株に対し、中和能力が著しく低下した**中和抗体**（このような抗体を「**潜在的中和抗体**」と呼ぶ）が既に存在する場合に起こる。潜在的中和抗体は、SARS-CoV-2 ウイルス変異株の表面に発現する抗原性がシフトした S タンパク質と結合することにより、コロイドとしてのウイルスの性質を変化させる。それによって、弱いウイルス凝集体の形成を引き起こし、多反応性非中和抗体の産生を刺激すると考えられる。多反応性非中和抗体は、ワクチン接種者の増殖性感染に対する感受性を増すことで、ブレークスルー感染を促進することが報告されている。増殖性感染に対する感受性の増加は、アンジオテンシン変換酵素 2（ACE2）を介した感受性宿主細胞へのウイルス粒子侵入の促進（いわゆる「**多反応性非中和抗体依存性ウイルス感染性増強**」）によると考えられている（文献 2-4）。

　多反応性非中和抗体依存性ブレークスルー感染は、感染、または COVID-19 ワクチンで既にプライミングされた（条件付けられた）者が、中和されにくい、抗原的にシフトした SARS-CoV-2 免疫逃避変異株にさらされたときに起こる可能性がある。本書では、感染によって既にプライミングされた者に生じた多反応性非中和抗体依存性ブレークスルー感染を「**多反応性非中和抗体依存性ナチュラル・ブレークスルー感染**」と呼び、ワクチンで既にプライミングされた者に生じた多反応性非中和抗体依存性ブレークスルー感染を「**多反応性非中和抗体依存性ワクチン・ブレークスルー感染**」と呼ぶ。多反応性非中和抗体はウイルスの病原性を抑

制するため、多反応性非中和抗体依存性ブレークスルー感染は重症の COVID-19 疾患とはならない。しかし、ブレークスルー感染における COVID-19 疾患の重症化防止に関連しているのは多反応性非中和抗体だけではない。例えば、本質的に高い感染性をもつ SARS-CoV-2 変異株は、多反応性非中和抗体や他の抗体によらずブレークスルー感染を引き起こす可能性がある。本書では、このようなブレークスルー感染を**「多反応性非中和抗体または抗体非依存性ワクチン・ブレークスルー感染」**と呼ぶ。

　本書では、**「立体的免疫再集中」**を、既存の低親和性潜在的中和抗体によって可変性の（すなわち、変異しやすい）S 関連免疫優勢（すなわち、抗原性の高い）エピトープが立体的に覆い隠された結果、より保存された（すなわち、変異しにくい）、より免疫劣勢の（すなわち、抗原性の低い）S 関連エピトープに S 指向性体液性免疫応答が再方向づけられることと定義する。このメカニズムは、ワクチンによって誘導された既存の S タンパク質に対する潜在的中和抗体が、S タンパク質と低親和性で結合するときに生じる。S 関連免疫優勢エピトープがこれらの既存の低親和性潜在的中和抗体に結合しても、以前に刷り込まれた抗 S 免疫反応を呼び起こさない。しかし、S 関連免疫優勢エピトープは覆い隠され、抗原認識に立体的な障害をもたらす。これにより、免疫反応が、新たな免疫劣勢エピトープに対するものに偏ることになる（図3）。こうして再指向された抗体は相対的に低親和性であるため、その中和能力は相対的に低い。しかし、既にワクチンによってプライミングされたノンコグネイト・ヘルパー T 細胞は、胚中心で新規にプライミングされたメモリー B 細胞の成熟を継続的に促進すると考えられる（文献 29-31）。これらの細胞の成熟が促進されると、最終的には、より高い親和性を特徴とする広範な中和抗体が産生されることになる。しかし、このようなノンコグネイト・ヘルパー T 細胞依存性メモリー B 細胞がさらに成熟

するには、数ヶ月かかることが報告されている（文献 29-31）。その間、短寿命だが広範な交差性を持つ低親和性中和抗体が、標的とする免疫劣勢の交差中和性エピトープに対する免疫圧を高め、それによって免疫逃避を促す（1.2.1 章 -1.2.4. 章）。

本書では、「**ウイルス感染細胞の細胞溶解性殺傷**」とは、潜在的中和抗体と複合体を形成した子孫ウイルス粒子の組織常在性抗原提示細胞への取り込みが促進された結果生じる、主要組織適合性複合体（MHC）クラス I 非拘束性細胞傷害性 T リンパ球（CTL）による SARS-CoV-2 に感染した標的宿主細胞の細胞溶解性殺傷と定義する。SARS-CoV-2 に感染した標的宿主細胞の細胞溶解が COVID-19 疾患からの回復をもたらす。

本書では、**より感染性が高く、強毒性の SARS-CoV-2 変異株**とは、「**抗体非依存性重症 COVID-19 疾患増強**」を誘発する能力を有するものとする。

コグネイト T ヘルプとノンコグネイト T ヘルプ

メモリー B 細胞の誘導は、ヘルパー T 細胞と B 細胞の物理的な接触に依存することはよく知られている。これらの T 細胞（T ヘルプ、または Th）による支援は、コグネイトなものとノンコグネイトなものとがある。

「コグネイト」とは、MHC クラス II 内に提示された B 細胞（Bc）ペプチドエピトープを活性化 T 細胞の抗原特異的受容体が特異的に認識することに基づく、B 細胞と反応性 T 細胞との直接的な細胞—細胞間相互作用のことである。

「ノンコグネイト」とは、**バイスタンダー MHC クラス II 拘束性 CD4+ ヘルパー T** 細胞によって促進される Bc ペプチドエピトープの特異的認識に基づく、B 細胞と反応性 T 細胞の間の直接的な細胞—細胞間相互作用である。バイスタンダー MHC クラ

スⅡ拘束性 CD4+T ヘルパー T は、B 細胞が特異的に標的とするエピトープとは異なるペプチドを MHC クラスⅡに結合して活性化する。**ノンコグネイト**T ヘルプにより、活性化バイスタンダー Th 細胞は、Th 抗原とは異なる特異的 Bc エピトープの免疫認識を可能にすることができる。

Bc エピトープがノンコグネイト（即ちバイスタンダー）Th 細胞から T ヘルプを受けるか、あるいは免疫劣勢であるならば、低親和性抗体が誘導される。**免疫劣勢 Bc エピトープ**がコグネイト Th 細胞から受け取ることができる T ヘルプは、**免疫優勢 Bc エピトープ**が CD4+Th 細胞から受けるヘルプよりも弱く、免疫優勢エピトープに圧倒されてしまうからである。強い T ヘルプが高親和性メモリー B 細胞（即ち、そのエピトープに高親和性で結合する B 細胞受容体 [BCR] を備える）を誘導するのに対し、ノンコグネイト T ヘルプまたは免疫劣勢 Bc エピトープに与えられる弱い T ヘルプは、低親和性メモリー B 細胞（すなわち、そのエピトープに低親和性の BCR を備える）を誘導することになる。

エピトープの免疫原性の弱さは、通常、そのエピトープが進化的に高度に保存されてきたことに起因する。免疫劣勢抗原やノンコグネイト Th 依存性抗原が、低親和性の抗原特異的メモリー B 細胞を誘導し、**広範に機能する**（変異株非特異的に機能する）抗体を産生するのは、この理由による。

最後に、完全に **Th 非依存性**の（すなわち、いかなるタイプの T ヘルプも受けない[3]）Bc エピトープは、通常は免疫原性ではなく、「免疫隠蔽性（immunocryptic）」と呼ばれている[4]。これらのモチーフが繰り返し高分子パターンとして存在する場合、抗体を誘導することができる[5]。しかし、活性化 B 細胞に対する T ヘルプが欠如しているため、これらの抗体は短命で親和性も非常に低い。そのため、特異性が低く（または「多特異的」であり）、機能性ではない（すなわち、中和能を持たない）。

関連文献

本書に示した私の仮説の裏付けとなる関連文献は、オンラインに掲載している。https://www.voiceforscienceandsolidarity.org/blog/resources-accompanying-my-book　またはこの QR コードをスキャンしてご覧ください。

読者への重要な注記

本書では、特に明記しない限り、「ワクチン」という表現はすべて COVID-19 ワクチンを指す。同様に、ワクチン接種者またはワクチン非接種者についての議論は、特に明記されない限り、COVID-19 ワクチン接種のことを述べている。感染、曝露、変異株と言うときは、SARS-CoV-2 による感染、曝露、変異株をさし、疾患／病気、入院、死亡というときは、COVID-19 によるもののことである。パンデミックという用語は、感染と感染によって引き起こされる疾患／病気の両方について用いられるため、パンデミックについての議論は COVID-19 と SARS-CoV-2 の両方に関連する。

回避不能な免疫逃避パンデミック

目　次

第1章
オミクロン！　何をしたんだ？！ ……………………………………… 57

第2章
ダーウィン理論の無視 ……………………………………………… 87
　2.1.　パンデミック下に集団ワクチン接種を行うことは集団免疫の構築に寄与しないどころか、SARS-CoV-2 に対して「集団免疫圧力」をかけることになる。そのため、ワクチン接種を高度に進めた国ほどウイルスの感染伝搬を制御できなかった。オリジナルの武漢株Ｓタンパクに対して「集団免疫圧力」をかけ続け、ウイルスの自然選択を促進した結果、驚異的かつユニークな変異株（すなわちオミクロン初期株）が発生し、ワクチン由来の潜在的中和抗体の中和能力は劇的に低下した。その結果、立体的免疫再集中を可能にするワクチン・ブレークスルー感染が引き起こされ、いまや、複数の、より感染性が高いオミクロン子孫変異株が同時選択され、同時流行している有り様である。これらのオミクロン子孫変異株に対しワクチン由来の潜在的中和抗体はまったく無効であるため、新たなワク

チン・ブレークスルー感染が誘発されている。つまり、ウイルスの病原性を抑制している抗体（すなわち、多反応性非中和抗体）からの免疫逃避へと向かっているのだ。　

第3章
オミクロンの進化の方向は、抗体依存性感染性増強から抗体非依存性病原性増強へ移りつつある。

訓練はもはや不可能となる。しかし、接種者の中には、細胞性自然免疫系を訓練する能力が維持されている者もある。そのような場合には、非接種者と同程度に、出現しうる強毒性変異株から保護されることになる。　110

3.8.　非接種者は、時に初期あるいは後期オミクロン由来免疫逃避変異株に対しナチュラル・ブレークスルー感染を起こすことがあるが、立体的免疫再集中が起こらない。そのため、細胞性自然免疫系を訓練して、感染性の強い、あるいは、より病原性の強いオミクロン由来免疫逃避変異株からの増殖性感染を免れることができる。　112

3.9.　高度にワクチン接種を受けた集団ではオミクロンの自然選択が進み、主流となって拡大した。必然的に、急激に免疫圧力が急上昇する一連のイベントが発生し、その結果、短期間に複数の高感染性免疫逃避変異株が同時選択され、同時流行することになった。これら高感染性オミクロンの子孫株は現在、これらの集団で徐々に高まる免疫圧力が閾値を超える一点に向けて、単一の高毒性の変異株（HIVICRON）に向かう自然選択を、少し時間はかかるだろうが、積み重ねている。　114

第 4 章
人々の健康への差し迫った脅威の原因は、集団ワクチン接種にある。WHO、公衆衛生当局、規制機関に対する信頼は失墜した。彼らは何をしたのだろうか？ ……………………………………… 119

4.1.　高度にワクチン接種された集団は、増殖性感染に対する集団免疫を獲得するのではなく、ウイルスの感染性に対して集団免疫圧力を行使する。ウイルスの中和性に対する特異的な体液性免疫圧力とそれに引き続く、より広範なウイルス感染性に対する免疫圧力が、複数の高感染性変異株の同時流行という状況の原因となり、高度にワクチン接種された集団においては、いまや、ウイルスの病原性に対して体液性免疫圧力がかかっている。（図 6 と図 9）　120

4.2.　ワクチン接種率の高い集団では、ウイルスと宿主免疫系の相

互作用によって多反応性非中和抗体を介したワクチン・ブレークスルー感染がおこるようになると、新規変異株の免疫逃避が急激に加速した。免疫逃避はもはや止めることができず、行き着くところまで行かざるを得ない。終着駅は細胞性自然免疫の訓練が不十分な者に対する高い病原性の獲得である。

第 5 章

免疫逃避パンデミックに関する研究は、突然変異についての切手収集のようなもので、社会的影響に関する具体的な予測は得られていない。それどころか、語られているのは免疫学的な無知と主流の見解のみである。

6.1.　ワクチンによる免疫とは対照的に、自然感染による獲得免疫は細胞性自然免疫系によって弱められる。ワクチン接種者は、オミクロン前の変異株に対しては、ワクチンによって誘導される中和抗体によって発症から防御された。非接種者は、細胞性自然免疫系の訓練と、自然感染で獲得した中和抗体によって同様に防御された。しかし、この免疫防御はオミクロンによるブレークスルー感染から、

接種者、非接種者のいずれも十分に守ることはできなかった。しかし、訓練された細胞性自然免疫のおかげで、非接種者はブレークスルー感染しても立体的免疫再集中が起こらない。　146

6.2. 免疫逃避変異株の固有感染性の増加はウイルスの排出を減少させる。新たに出現する（より病原性の高い）免疫逃避変異株ではウイルス感染性はもはや増加しないため、非接種者では細胞性自然免疫の訓練が進み、発症から防御されるようになる。非接種者でウイルス排除免疫が発達する一方で、接種者では死亡率が上昇し、ワクチン接種率の高い集団でのパンデミックは最終的に自然消滅に至る。　151

第 9 章
集団ワクチン接種：中和抗体に依存した疾患防御から抗体非依存

もかかわらず、ウイルス排出量を大幅に減らしているのはどういう
理由なのか。　201

11.11.　なぜ、ワクチンのブースター接種やワクチン接種の対象者
を（より若年者まで）拡大することは公衆衛生と個人の健康に大惨
事を招く結果にしかならないのか。　202

11.12.　なぜ集団ワクチン接種プログラムによって新たな強毒性変
異株の出現が差し迫ったものとなるのか。　202

11.13.　ウイルスが多反応性非中和抗体による免疫圧力から逃避し
て病原性を増す可能性はどれくらいあるのか。　204

11.14.　なぜ人々は驚愕することになるのか。　205

11.15.　接種者にとって、非接種者にとって、そしてウイルスに
とって、免疫逃避変異株のパンデミックはどのようにして終わるの
だろうか？（図4、図8、図9）　206

11.16.　なぜ COVID-19 ワクチンは、強制はもちろん、誰に対し
ても推奨されるべきではないのか。　208

　図1：ワクチン接種が免疫逃避と細胞性自然免疫系の訓練に及ぼ
す影響。

　図2：高感染性オミクロン子孫株への曝露によって、ウイルス排
出量は減少し、ウイルスの病原性に対する多反応性非中和抗体を
介した免疫圧力は次第に増加する。

　図3：立体的免疫再集中を可能にするワクチン・ブレークスルー
感染は、広範に機能する低親和性抗体をプライミングするスパイ
ク（S）関連抗原部位に免疫反応を方向づけ直すことにより、ワク
チン接種者における大規模なウイルス免疫逃避を促進する。

　図4：多反応性非中和抗体を介したウイルス感染性の増強は、ワ

クチン接種者に多反応性非中和抗体依存的なブレークスルー感染を発生させ、それによって立体的免疫再集中を引き起すと考えられる。

図5：ワクチン非接種者（AおよびB）の訓練された細胞性自然免疫は、ブレークスルー感染による立体的免疫再集中の起動を防止するが、ワクチン接種者（CおよびD）ではそうではない。

図6：高度にワクチン接種された集団に逆分子疫学（Reverse molecular epidemiology）を適用する。

図7：オミクロン前の系統に対する増殖性感染では、細胞性自然免疫系の訓練と、潜在的中和抗体の短期間の力価上昇が起こる。

図8：集団ワクチン接種を契機とした免疫逃避の進化的ダイナミクスを示すフローチャート。

図9：より保存された免疫優勢スパイク（S）関連エピトープに対する集団レベルの免疫圧力は、迅速かつ大規模免疫逃避を促進する。

図10：多反応性非中和抗体依存性ワクチン・ブレークスルー感染の病態。

図11：（多反応性非中和）抗体非依存性ワクチン・ブレークスルー感染の病態。

図12：SARS-CoV-2パンデミック中に行われたCOVID-19集団ワクチン接種は、どのようにして自然のパンデミックを逃れられない免疫逃避パンデミックに変えたのか。

著者による序文

　私は、「大規模ワクチン接種」の意図を聞いた瞬間から、それがウイルスの免疫逃避を招き、悲惨な結果をもたらすと確信していた。私以外にも、職業や学歴に関係なく、本来持っている「当たり前の感覚」で同じように感じた人もいた。しかし、そのような人でも、なぜ「何かが根本的に間違っている」と感じるのかは説明できず、副作用の問題で反論するのが精一杯だった。私は自分の理解が間違っていないと最初から分かっていた。分かっていたからこそ、このテーマについて、真実を明らかにしなければならないと強く感じていた。

　私は長年、免疫学、ウイルス学、ワクチン学、進化生物学など、複数の異なる分野でキャリアを積んできた。病原体と免疫系の複雑な相互作用を理解するために、それらを相乗的に活用しようとしてきたのだ。これらの学問分野には、それぞれ独自の「ルール」がある。「点と点を結ぶ」ためには、まず多くのルールを尊重しなければならない……。結論から言うと、大規模ワクチン接種のコンセプトはそのすべてに違反する。これらのルールとは、自然が何千年もの時間をかけて形成した生物学的法則である。一方、テクノロジーの「ルール」は人工的なもので、生物学的に妥当性が証明された場合にのみ適用される（例えば、航空機技術は重力の法則によって妥当性が証明されなければならない）。その逆はない。

　私は常に生命科学に強い関心を抱いてきた。生命や自然は常に真実を語るものであり、私は自分の愛する科学分野から発見したこれらの真実を共有することに心血を注いでいる。どのようにして真実を発見するのか？　あらゆる疑問に対し極めて批判的、かつ、オープンであること。漏れがないように徹底的に調査するこ

と。パズルのピースをすべて組み立てるまで、決して休まないこと。そして、木だけでなく、森を見ること。そうすることで、ようやく真実を発見することができると知っていた。

　しかし、真実に対する情熱や探求心だけでは不十分であることにも気づいていた。誰かが真実を記録し、世界に警告を発する必要があった。私がこの仕事をしなければならないと思ったのは、この分野での多様で専門的な経験が、私に信用を与えてくれたからだ。そして、私が独立していたからでもある。私は自分が行動を起こすしかないと理解していた。許し難いのは、現在起きている「健康上の緊急事態」は予測不可能で、前例もなかったため、世界中の保健当局は利用可能な知識に基づいて最善を尽くしたという主張だ。**病原体と免疫系の相互作用を司る繊細な生態系に人類が大規模に介入すれば、悲惨な結果がもたらされるということは、これ以上ないほど自明なことであった。**私は、それを、世界中の人に知ってほしい。この大規模な「実験」を始めた当初から、自然界に前例のない人命被害がもたらされることは完全に予測できたことなのだ。また、この無謀な実験を人類全体に行おうと決めた人々は、何度も警告を受けたにもかかわらず、耳を貸さないという選択をした。私はそのことも世に知らしめたい。彼らは、人類と自然に対する尊厳と尊敬よりも、自分たちのエゴ、金、傲慢さ、政治的野心を優先させることを選んだのだ。

　私は、自分が真理への鍵を持っていることを知っていた。そして、生物学や自然の法則を理解せず、敬意すら払わずに、自分たちがそれをコントロールできると愚かにも考えている人々の愚行を、その真理によって明らかにして、人々の目を開かせる必要があることも知っていた。どれだけ革新的な技術でも、自然の力や生物学の基本原理を覆し、コントロールすることはできないというシンプルな概念すら理解できない彼らの愚行はどこまで続くのであろうか。

この本を書いたもう一つの重要な理由は、子どもたちを守るためということだ。私は、子ども、孫、そして未来の世代全般のことを気にかけている。人間は滅多に歴史から学ばないということは承知している。それでも、私たちの種の幸福と成功は、自然との調和のとれた共存に依存しているのだと子どもたちに伝えたい。自然との共存のバランスがいかに複雑であるかを理解するのが難しい人もいれば、おそらく、それ自体を受け入れることができない人もいるかもしれない。しかし、このバランスは、人為的な介入によって乱されるべきではない。自然はそうした介入を自らのものとして受け入れず、その力によってことごとく阻止するものだ。したがって、自然の法則に反する可能性のある技術で大規模な介入を行う前には、自然の複雑さを理解し、尊重しようとすることが重要なのである。なぜなら、自然がその意志と力を私たちに思い知らせる方法を知っていることに疑いの余地はないからだ。私は、批判的でありながらオープンな心で真実を追求する姿を次の世代に示し、彼らを励ましたい。真実は、特にそれを消去したり、逃避したり、変更したり、廃止したりすることを好む人々にとっては、目を覆いたくなるものかもしれない。しかし、真実を求め、それを信頼し、それに従って生きる人々にとっては、常に誠実な味方であり続けるだろう。真実に関しては、グレーゾーンはない。私たち一人ひとりが、日々、明確な選択をしなければならないのだ。私は、この危機が去れば、子どもたちがより良い世界を築くことができると強く信じている。謙虚さ、尊厳、誠実さ、そして連帯の精神を土台とした新しい社会の設計者として、世界は彼らを必要としていることを知ってほしい。それこそが、人類を再び偉大にする唯一の方法だと私は信じている！

巻頭辞

COVID-19 のパンデミックが始まって 3 年が経つが、多くの混乱と二極化、そして多くの疑問がある。

なぜ、このパンデミックはこんなに長く続くのか。

なぜ、次から次に新しい変異株が現れるのか。

なぜ、新しい変異株は以前の株よりも感染性も、ワクチンに対する抵抗性も高くなるのか。

なぜ、初回接種を完了した人も、ブースター接種をした人も繰り返し感染しているのか。

これらは、COVID に対する集団ワクチン接種自体が「免疫逃避」現象を引き起こしたことが原因なのではないのか。それとも、現在の COVID-19 ワクチンを接種した人やブースター接種した人の数が十分ではないことが主な原因なのか。

総合的に考えて、個人レベルでも集団レベルでも、COVID-19 の集団ワクチン接種キャンペーンは賢明だったのだろうか。それとも、人類を脅かしているのだろうか。

現在の COVID-19 ワクチンを乳幼児、子ども、青少年、若者に接種することは安全で必要で賢明なことなのだろうか。

この先はどうなっていくのだろう？　パンデミックは沈静化し、無害なエンデミックに向かっているのだろうか。それとも、集団ワクチン接種キャンペーンによって、パンデミックは長期化し、悲惨な結果をもたらしうる「免疫逃避」パンデミックに変貌するのだろうか。

COVID-19集団ワクチン接種は継続するべきなのか。さらに拡大するべきなのか。それとも直ちに中止するべきなのか。

科学的真実とは何なのか。なぜこれほどまでに論争があるのか。集団ワクチン接種キャンペーンの推進者、そのキャンペーンの科学的メリットや判断に異議を唱える科学者や医師、いったい誰の意見がより科学的に正しいのか。

一般市民は誰を信じたらいいのか。なぜもっと自由な対話が行われてこなかったのか。

本書でギアト・ヴァンデン・ボッシュ博士は、複雑な科学研究に深く分け入ることで、上記の疑問に答えている。本書は免疫系とウイルスとのダイナミックな相互作用、COVID-19集団ワクチン接種キャンペーンがその相互作用に与える影響、そして予想される結果についての、卓越した、貴重な論考である。

ヴァンデン・ボッシュ博士は、免疫系が非常に複雑で巧妙な生態系であることを私たちに気づかせてくれる。それは、数多くの多様な構成要素からなる協調的なネットワークであり、それぞれが非常に重要な能力を備えている。免疫システムは、保守的であり、革命的であり、同時に急進的でもある。ウイルスや他の病原体と免疫系の間では、複雑で慎重なバランスを保った相互作用が絶えず行われている。何十万年という時間をかけて開発され、洗練された能力である。人類はその存在そのものをこの素晴らしい免疫系に負っている。

私たちの免疫系は、強力で、知的で、柔軟性に富むが、同時に繊細でもある。その意味において、免疫の生態系は、自然界の他の生態系と同様に壊れやすい。他の自然の生態系（湿地帯、熱帯雨林など）を人間の誤った介入から守る必要があるように、人間の生態系も人間の誤った介入から守らなければならない。免疫シ

ステムの完璧な能力と微妙なバランスに干渉する場合は、関連する科学分野を深く理解した上で慎重に検討しなければならない。特に免疫系、病原体（ウイルスなど）、ワクチンの間の複雑な相互作用が進化のダイナミクスに及ぼす影響について、深く理解していなければならないのだ。

　COVID-19の対応を担う科学者、医師、その他の医療専門家は特に、免疫の生態系の複雑さを理解し、たとえ善意であっても、不用意な介入は悲惨な結果をもたらしうること自覚しなければならない。免疫学、ウイルス学、ワクチン学、進化生物学、糖鎖生物学を深く理解することなく、また、集団レベルと個人レベルの両方における免疫系、ウイルス、ワクチン間の動的相互作用を深く理解することなく、COVID-19パンデミックを適切に理解し制御することは、事実上、不可能なのだ。

　COVID-19のパンデミックを通じて、ヴァンデン・ボッシュ博士は、免疫生態系の複雑さと巧妙さ、そしてそれを無思慮に操作することの結果について、先頭に立って訴えてきた。

　私がヴァンデン・ボッシュ博士を知ったのは、2021年4月、英国の医師フィリップ・マクミラン博士によるインタビューを見たときだった。そのインタビューの中で、ヴァンデン・ボッシュ博士は、COVID-19集団ワクチン接種キャンペーンがもたらすと予測される重大な影響について、厳密に科学的根拠に基づく懸念を述べていた。そのインタビューから、ヴァンデン・ボッシュ博士が免疫学、ウイルス学、ワクチン学、進化生物学、糖鎖生物学を非常に深く理解していることは明白だった。また、ワクチンの開発・試験に関しても豊富な経験を持ち、ワクチンの成功例や失敗例、特定のワクチン接種方法の危険性を認識・理解していた。誤った集団ワクチン接種キャンペーンが、個人レベルだけでなく、集団レベルでどのような結果をもたらすかを熟知していた。彼が、学際的で厳格な科学的アプローチを適用し、他の人が気づかない

ようなつながりを見抜いていることは明らかだった。COVID-19の状況に関して、彼の科学的な洞察力が並外れていることは間違いなかった。

　広範な科学的専門知識に加え、それと同等、いや、それ以上に重要なのは、彼の人柄であった。インタビューから彼の動機の純粋さが感じられた。彼は正直であり、利他的、自制的であり、自分のためではなく、人類のために、COVID-19の状況を最も正確に科学的に理解し、それを科学界や一般市民と共有しようという断固たる決意がみなぎっていた。私には科学的な誠実さだけでなく、倫理的な誠実さも感じられた。特に科学や医学の分野においては、その両方が必要不可欠なものなのだ。

　彼は、誤ったCOVID-19集団ワクチン接種キャンペーンの結果を深く憂慮していた。その懸念は他のいかなる思惑によるものでなく、明らかに、厳密に科学に基づくものであった。彼は「反ワクチン」ではなく、科学的・倫理的に不適切なワクチン接種キャンペーンに反対しているだけであることは明白であった。彼の説明は、私にとって科学的に納得できるものだった。彼の仮説と懸念は、科学者、医師、そして一般市民が議論すべき最重要課題であると私は結論した。

　では、彼の理解と具体的な懸念とは何なのか。上述のインタビューでも説明し、本書でも広範に詳述しているように、彼の主なメッセージは次の通りである：

　　COVID-19パンデミックのような活発に進行中のパンデミックを、パンデミックの最中に、ウイルスの感染や伝播を十分に阻止できず、ウイルス排除免疫（sterilizing immunity）を生成せず、したがって集団免疫に貢献しないワクチン（COVID-19ワクチンのような）を使用して、（すべての年齢層にわたって）集団ワクチン接種キャンペーンを実施して終わらせようとする

のは賢明ではない。

　ヴァンデン・ボッシュ博士が科学的に詳しく説明しているように、このような集団ワクチン接種キャンペーンを行えば、以前よりも感染性が強く、以前よりもワクチンへの抵抗性を増したSARS-CoV-2変異株が長期間に渡って連続して現れ、主流となっていく。そして最終的に、それまでのどの変異株よりも病原性の強いSARS-CoV-2変異株が現れることが高い確率で予測される。これは、COVID-19の集団ワクチンキャンペーンによって集団レベルで強い免疫圧力がウイルスにかかり、その免疫圧力から「逃れる」ことができる変異株が自然選択されることによる。この流れは予測可能であり、その結果、「免疫逃避」パンデミックは長期化する。さらに、ヴァンデン・ボッシュ博士は、COVID-19ワクチンは自然免疫系を脇に追いやってしまうため正常な免疫の訓練や機能（特にNK細胞）を阻害し、特に幼い子どもに接種するのは有害であると警告している。小児科医として、私はヴァンデン・ボッシュ博士のこの警告を特に重視している。COVID-19ワクチンは、幼い子どもたちの自然免疫系の基礎訓練（およびその後の継続的な訓練）を妨げ、それによって子どもたちに自己免疫、悪性疾患、他の表面に糖鎖を持つウイルスへの対応が困難になる素因を与えることになる。同じことは年長児や成人にも当てはまる。

　ヴァンデン・ボッシュ博士は、COVID-19集団ワクチン接種キャンペーンの結果を見事に予測しただけでなく、その予測は正確であった。主流となるSARS-CoV-2の変異株は、ますます感染性を増し、ますますワクチンへの抵抗性を増していった。最近の変異株は、*in vitro*（試験管内）でより強毒であることが示された。したがって、新しい変異株は*in vivo*（生体内）でもまもなく強毒化するのではないかという懸念は妥当であろう。さらに、ワク

チンが正常な免疫機能を損ない、害を与えているという明確な証拠もある。ヴァンデン・ボッシュ博士が説明するように、これらの問題は大規模な COVID-19 ワクチン接種キャンペーンが原因であり、そのキャンペーンへの市民参加が不十分であったからではないのだ。

ヴァンデン・ボッシュ博士は、より強毒で、より感染性が高く、よりワクチン耐性のある変異株が優勢になれば、人類に壊滅的な結果をもたらす可能性があると述べている。ワクチン接種がパンデミックを長引かせ、より危険なものにしていることは、彼の予測通りである。最終的な分析から導かれた厳然たる結論は、COVID-19 ワクチン接種キャンペーンは、それを全く実施せず、免疫系の力にまかせた場合や、接種対象を高齢者や脆弱者に限定した場合（安全性と有効性が証明されているワクチンが利用できた場合に限られるが）よりも、累計で（過去 3 年間と今後数ヶ月の間に）多くの命を失うことになるというものである。ヴァンデン・ボッシュ博士は、これ以上被害が拡大する前に、COVID-19 の集団ワクチン接種キャンペーンを直ちに中止しなければならないという結論に達した。

このような理解や懸念は、世間に主流の COVID-19 の説明や集団ワクチン接種キャンペーンの推進者が提供するメッセージ、すなわち COVID-19 ワクチンは、驚くほど「安全で有効」、「命を救う」、「ワクチンを受けるのは社会的義務だ」というメッセージと明らかに矛盾する。

集団ワクチン接種キャンペーンの推進者たちは、ヴァンデン・ボッシュ博士の理解と警告を無視してきた。彼の懸念と科学的説明に対して、彼らは沈黙してきた。

残念ながら、集団ワクチン接種キャンペーンの推進者と、ヴァンデン・ボッシュ博士の懸念を理解する科学者・医師との間での、健全で敬意に満ちた科学的対話は、推進者を対話に巻き込もうと

する挑戦者たちの多大な努力にもかかわらず、実現しなかった。ただ1つの主張だけが許されてきたのだ——「ワクチンを接種し、ブースター接種を受けよう」という主張である。COVID-19集団ワクチン接種キャンペーンの有効性に科学的に異議を唱えた、思慮深く、知識があり、思いやりのある医師たちは、検閲され、敵視され、有害な誤報や偽情報を広めたと非難され、医師免許を失うと脅されてきた。実際に、医師免許を無期限に停止された者もいる。

　科学的な対話に参加し、広く信じられている考えに挑戦することが科学と医学の基本原則である。この原則は、COVID-19の主流の議論を推進する人々が異論を禁じ、科学的な対話に参加することを拒んだ時点で破られてしまった。結果として、健全な科学的対話の欠如が知識の進歩を遅らせ、混乱と醜い二極化を引き起こし、コミュニティ——医療コミュニティ、社会全体、さらには家族まで——を引き裂くことになった。

　医師や医療専門家を含む一般市民は、COVID-19の状況とそれに関わる論争の科学的複雑さを理解するための手助けを切実に必要としているし、その資格もある。人々は、深い知識だけでなく、利他的で、誠実で、適切な動機を持ち、利害関係のない科学者から情報を受け取る必要があり、また、受け取る権利がある。

　私の考えでは、ヴァンデン・ボッシュ博士の科学的論考は、COVID-19パンデミックの間に書かれた最も重要な分析である。科学者、医師、公衆衛生政策立案者だけでなく、政治家や科学的知識の浅い市民もこの本を読むことができ、また読むべきである。読者は、ヴァンデン・ボッシュ博士が示す、極めて複雑な情報を必ずしも完全に理解する必要はない。重要なのは、免疫の生態系がいかに複雑で、巧妙で、驚異的で、しかも繊細で壊れやすいものか、そしてそれを操作する際には、いかに注意深く、責任を持たなければならないかについて、大局的なイメージを心に刻むこ

となのだ。本書は、読者がこうした複雑さを理解し、新しい洞察を他の人と共有するのに役立つだろう。

　本書は、COVID の状況を解明するのに役立つ、科学的に適切な情報を提供し、科学界、一般市民、そして家族の中で、必要とされる開かれた対話の材料となるだろう。また、人々を結びつけ、敬意ある会話を導き、理解を深め、混乱、二極化、不寛容を和らげ、溝を癒す役割も期待できる。本書は、人類がこのパンデミックを適切に制御し、将来にわたって過ちを繰り返さないようにするための助けとなるはずだ。さらに、現在の誤った仕組みを修正し、人類の貴重な免疫生態系を尊重、保護し、科学、医学、倫理の基本原則を重んじる新しい仕組みを作り上げるのに役立つだろう。

ロバート・レンネボーム、MD
2023 年 1 月

要約

　感染によってプライミングされた抗体の力価は急速に低下する。そのため、免疫防御の第一線として、細胞性自然免疫系は、SARS-CoV-2 の初感染時、および、その後の再感染時にウイルス負荷の大部分を除去するうえで決定的に重要な役割を果たす。細胞性自然免疫系の訓練（エピジェネティックインプリンティングによる自然免疫系ナチュラルキラー［NK］細胞の適応と機能的リプログラミング）は、ときに獲得免疫系の関与を不要にすることさえある。

　パンデミック時にS（スパイク）タンパク質に対するワクチンを大規模に接種したため、ウイルス感染性に対する集団レベルの免疫圧力が生じ、その結果、SARS-CoV-2 はこの極めて重要な免疫防御の第一線を回避できるようになった。ウイルス感染性に対する大規模な、しかし不完全な体液性免疫圧力が、ウイルス変異の自然選択を促し、ワクチン由来抗体がもはや十分に中和できない免疫逃避変異株（すなわち、オミクロン）の拡大を引き起こしたのだ。そのため、感染増強性の**多反応性非中和抗体**が作用するようになり、多反応性非中和抗体依存性にウイルス感染性が増強されてしまった。こうして、オミクロン初期株とその初期子孫変異株は、高度にワクチン接種された集団において、多反応性非中和抗体に依存した大規模なブレークスルー感染を引き起こすことができた最初の系統となった。

　多反応性非中和抗体に依存したワクチン・ブレークスルー感染は、細胞性自然免疫系の回避を可能にし、さらに、立体的免疫再集中の原因となる。立体的免疫再集中とは、抗S抗体が新規変異株のSタンパク質に低親和性で結合して、免疫優勢S関連エピトープを立体的に覆い隠してしまうことから発生する現象であ

る。立体的免疫再集中によって免疫系は近傍の免疫劣勢エピトープ（より抗原性の低いエピトープ）に反応を集中させることを強いられる。これらの免疫劣勢エピトープは、以前にワクチンで誘導されたCD4+Tメモリー細胞を呼び起こし、ノンコグネイトTヘルプによって、保存性は高いが免疫原性が低いS関連抗原ドメインを標的とする、広範に（変異株非特異的に）機能する新たな抗体をプライミングする。

　私は高感染性で潜在的に病原性の強い変異株の出現を予測していたが、その出現の時期についての予測を誤った。それは、これらの新しい広範機能性抗体によって接種者の増殖性感染が防止されたことにより、ウイルス伝搬と免疫逃避が一時的に抑制されたためである。しかし、これらの抗体の中和能力、あるいは感染阻害能力は短命であり、成熟するのに数ヶ月かかる。したがって、立体的免疫再集中を可能にするワクチン・ブレークスルー感染（および、立体的免疫再集中を可能にするmRNAブースター）によってもたらされる増殖性感染に対する保護は短期的であり、免疫逃避の減速もまた、短期的である。これらの広範機能性抗体は親和性が低いため、標的とする保存されたエピトープに高い免疫圧をかけ、最終的には**大規模な**ウイルス免疫逃避を引き起こすことになる。

　私の分析は、大規模ワクチン接種実験が、高度にワクチン接種された集団におけるオミクロンの選択と、圧倒的な伝播拡大の原因となったことを明確に証明するものである。パンデミックのオミクロン前の段階では、大規模ワクチン接種キャンペーンを実施しているすべての国で、「抗原原罪」が免疫逃避を駆動していたのに対し、オミクロンが主流となってからは、「立体的免疫再集中」がこの**免疫逃避パンデミック**の壮大な進化動態の原動力となっている。オミクロンは立体的免疫再集中を可能にするワクチン・ブレークスルー感染を引き起こし、立体的免疫再集中は高度にワク

チン接種された集団の、保存性の高い免疫劣勢S関連ドメインに高い免疫圧をかけたため、オミクロンの自然選択と圧倒的伝搬は、大規模なウイルス免疫逃避を推進するのに必要かつ十分であった。

オミクロン期における大規模ワクチン接種プログラムの継続は、ブースター接種とワクチン接種率の上昇により、立体的免疫再集中を可能にするワクチン・ブレークスルー感染を、より頻繁、かつ広範囲に発生させ、ウイルスの選択的適応進化を加速させただけであった。特に mRNA ワクチンは、非 mRNA ワクチンとは異なり、mRNA を取り込んだ宿主細胞の表面に発現するSタンパク質に向けた低親和性抗S抗体を誘導し[6]、SARS-CoV-2 の免疫逃避を劇的に加速した。

mRNA が取り込まれた細胞からSタンパク質が遊離したり、あるいは感染した宿主細胞から子孫ウイルス粒子が遊離すると、そのSタンパク質上の免疫優勢エピトープにこれらの低親和性抗体が結合して**立体的に覆い隠して**しまい、遊離循環するSタンパク質表面に発現するS関連免疫優勢エピトープは沈黙させられる。したがって、**mRNA ワクチンは、それ自体が立体的免疫再集中を可能にする**ものであり、多反応性非中和抗体依存性のワクチン・ブレークスルー感染を引き起こす。立体的免疫再集中によって SARS-CoV-2 は細胞性自然免疫系を不可逆的に回避し、必然的にワクチンはウイルス感染性に対して大規模な免疫圧力をかけるようになる。その結果生じた免疫逃避変異は、最終的にスパイクタンパク質の受容体結合ドメインに収束し、現在同時流行しているオミクロン子孫株に高度の固有ウイルス感染性をもたらしている

これらの新しいオミクロンの子孫変異株は、その高い固有感染性のため、高度にワクチン接種された集団において、抗体非依存性のワクチン・ブレークスルー感染を高頻度で発生させる。しか

し、多反応性非中和抗体の産生は、感染性の強い子孫ウイルスの**移動性樹状細胞**への吸着の増加に追いつかなくなってきているため、ワクチン接種者がこれらの高感染性オミクロン子孫変異株に（再）曝露するにつれ、ウイルスのトランス感染性に対する多反応性非中和抗体を介した集団レベルの免疫圧が徐々に高まっている。同時に、遊離 SARS-CoV-2 子孫ウイルス粒子の濃度が低下することで、既存のワクチン由来の潜在的中和抗体の濃度が相対的に高くなり、その結合が可能になる。潜在的中和抗体との結合は抗原提示細胞へのウイルス取り込みを促進するため、**抗体非依存性**ワクチン・ブレークスルー感染は SARS-CoV-2 ウイルス粒子の抗原提示細胞への取り込みを促進し、ウイルス感染細胞を排除する MHC クラス I 非拘束性細胞傷害性 T リンパ球の活性化を促進する。つまり、現在同時流行している本質的に高感染性の変異株は、ウイルス排出を減少させ、疾患症状を抑えると同時に、多反応性非中和抗体依存的に、ウイルスのトランス感染性[7]に対する免疫圧力を徐々に、高めてゆくと考えられる。

　結果的に、ウイルス感染細胞を殺傷する能力の向上は、ウイルスのトランス感染性／病原性に対する多反応性非中和抗体による免疫圧力の増強と不可分な関係にある。集団規模で見れば、ウイルスの病原性に対する免疫圧力が徐々に高まることで、現在、多反応性非中和抗体によるウイルスのトランス感染性／病原性の抑制に打ち勝つ変異を獲得した変異株の自然選択を促進しているところである[8]。これ（多反応性非中和抗体によるウイルスのトランス感染性／病原性の抑制）こそが、現在、接種者を重症から守っている、ワクチンによる獲得免疫防御の最終機構と言える。現在、ますます多くの高度にワクチン接種された集団が、感染性をさらに高めたオミクロン子孫変異株と共存している。私たちは国際的に懸念される健康上の緊急事態に直面しているのだ。

　多反応性非中和抗体の病原性中和能力を突破するための第一歩

として、高い感染性と高い病原性を兼ね備えた抗原的に異なるオミクロン子孫株が、高度にワクチン接種された異なる集団で選択され、優位に拡大すると考えられる。Sタンパク質のN末端ドメインの多反応性非中和抗体結合部位は高度に保存されていることから、このような優位な系統（例えば、XBB.1.5）は、ウイルス病原性に対する大規模な免疫圧が臨界値まで上昇すると、（異なる集団で）同一のO型糖鎖結合部位変異（O型糖鎖変異）を進化させ免疫圧力を無効化すると考えられる〔タンパク質に結合する糖鎖は、結合するアミノ酸の種類によってO型とN型の2種類に分類される〕。このような高病原性変異株が非同期的に選択され、これらの集団に、抗体非依存性重症疾患増強の波が別々に、かつ急速に押し寄せる可能性が高い。

　この進化により、細胞性自然免疫の訓練が不十分な多くのワクチン接種者の命が危険にさらされることは間違いない。一方でワクチン非接種者の大多数は、感染性の強い変異株による増殖性感染を制御するために、現在までに細胞性自然免疫系を十分に訓練している。そのため、彼らは抗体非依存性重症COVID-19疾患増強から免れるだけでなく、疾患自体からも免れるであろう、と強い根拠を持って言うことができる。

　mRNAワクチンは、増殖性感染後に1回の接種をするだけで、または初回接種シリーズ後のブースター接種時、あるいはmRNAワクチン初回接種シリーズ後の最初の増殖性感染時に、免疫の再集中を引き起こすと考えられる。このため、mRNAワクチンの大規模な展開は、ウイルスの免疫逃避を早めるだけでなく、自然感染による細胞性自然免疫系の訓練を大きく妨害、あるいは無効化している可能性が高い。免疫学的考察と文献にある多くの血清学的、疫学的データから、mRNAワクチンの使用が、この免疫逃避パンデミックの悲劇的進化を加速させることに大きく貢献したことは否定できない。

細胞性自然免疫系の訓練状況に関係なく、オミクロン初期株や初期オミクロン子孫変異株への曝露はワクチン接種者に多反応性非中和抗体による有症状のブレークスルー感染を引き起こすため、オミクロンに有症状で感染したからといって、多反応性非中和抗体によるブレークスルー感染が立体的免疫再集中を可能にし、その結果、細胞性自然免疫系が不可逆的に回避されたかどうかはわからない。しかし、立体的免疫再集中を可能にするワクチン・ブレークスルー感染は、細胞性自然免疫の訓練を抑制し、大規模な免疫逃避を引き起こすため、個人と公衆衛生の双方にとって望ましくない結果をもたらす。残念ながら、現在のところ、細胞性自然免疫の記憶のレベルを確実に測定できる有効な方法は存在しない。

　mRNAワクチンと、ワクチン接種者が持つ高力価だが中和性の低い抗体の両者が、立体的免疫再集中を可能にするワクチン・ブレークスルー感染（これによって細胞性自然免疫系は回避される）を促進、または、引き起こすことを考えると、ワクチン非接種者と同程度に高感染性高毒性変異株から守られるほど十分に訓練された細胞性自然免疫系を持つ接種者は、以下のごく少数のカテゴリーに分類される者だけであろう。

　健康な接種者のなかで、mRNAワクチンを1回のみ接種、あるいはmRNAではないワクチンの接種が2回以下であり、接種後に有症状のワクチン・ブレークスルー感染を発症し、それ以降の追加接種を行わなかった者。

　主要な科学者や公衆衛生専門家は、オミクロンとその子孫株が高い感染性と穏やかな病原性を兼ね備えているとして、オミクロン感染を天の恵みと考えているが、これはまったく納得できるものではない（しかも、ワクチンの副作用はいずれにせよ無視され

ている）。もし、オミクロン感染のおかげで、高度にワクチン接種された集団が集団免疫を構築できるようになり、SARS-CoV-2がエンデミック（地域的流行）になる、と彼らが本気で信じ、主張しているとすれば、それは、科学に対する許しがたい冒涜であるだけでなく、雇用主、政府、保健当局、教育機関、その他の影響力のある組織によってワクチン接種を強制されたすべての人々に対するきわめて非倫理的かつ卑劣な侮辱である。

イントロダクション

ウイルスの急速な進化を踏まえ、私は急いで分析を書き上げざるを得なかった。このテキストでカバーされていない関連する部分をご存知の方、微調整の不足を不満に思う方、あるいは不正確な部分を発見した方がいるかもしれないが、免疫学者やワクチン学者なら、この警鐘のメッセージを理解していただけると確信している。また、章によっては、部分的に重複する内容があるかもしれない。重複を排除する時間はなかったが、読者にとって問題はないと考えている。逆に、同じ概念やメカニズムを異なる仕方で表現することで、複雑な相互作用が働いていることを一層深く理解できるかもしれない。ウイルスは急速に進化し、免疫反応の進化力学も絶えず変化しているため、現在形を使うこともあれば、過去形、あるいは過去完了形を使うこともある。

　各章の順序やタイトルは、教科書のように教育的な目的を果たすために選んだのではなく、現在の免疫逃避パンデミックに関連する明確な記述、注目すべき考察、重要だが答えの出ていない疑問に焦点を当て、詳しく説明するために選んだ。

　本書の分析は、新たに出現したSARS-CoV-2免疫逃避型変異株の命名や変異の詳細に焦点を当てるのではなく、これらの変異株の主要な抗原性変化の根底にある集団レベルの免疫圧の変化に注目している。このパンデミックの間に収集されたウイルス学的、生物学的、臨床的分析からのデータは急速に拡大しているため、特定のスナップショットではなく、データ全体の進化のダイナミクスを最大限活用するように努めた。

　つまり、本書の分析の目的は、この免疫逃避パンデミックの進化的ダイナミクスの根底にある科学的根拠を説明し、その複雑さが、宿主からウイルスへの免疫圧力の進化と、この免疫圧に対するウイルスの適応の両方に起因していることを証明することにある。私の研究は、観察されたウイルスの免疫逃避のどれもが偶然の産物ではなく、当初は集団ワクチン接種プログラムによって引

き起こされた大規模な免疫圧が進化した結果であり、オミクロン
の出現以降は、自己触媒の連鎖による免疫逃避の強化へと発展し
ていることを証明することを目的としている。

　本稿は、2022年5月9日の私の論考（原題：Poor virus-
neutralizing capacity in highly vaccinated populations could soon
lead to a fulminant spread of SARS-CoV-2 super variants that
are highly infectious and highly virulent in vaccinated
individuals while being fully resistant to all existing and future
spike-based vaccines.「高度にワクチン接種された集団のウイル
ス中和能力の貧弱さが、まもなく、ワクチン接種者に対し高い感
染性と高い毒性を持ち、既存の、および、将来のすべてのスパイ
クベースのワクチンに完全に耐性のSARS-CoV-2超変異株の劇
的な拡大を引き起こす可能性がある。」（文献5））に示した分析
に基づく。この中で、本書で度々言及される重症の免疫病態の重
要な推進要因（例えば、ウイルスの・ト・ラ・ン・ス感染性、・ト・ラ・ン・ス細
胞融合と、S（スパイク）タンパク質関連O型糖鎖変異による合
胞体形成やその阻害との相互関係）について詳細に説明している
ので、この以前の論考を参照することが重要かもしれない。

　この分析に基づき、私はすでに、**集団ワクチン接種実験によっ
て感染性の高い変異株が出現し、ウイルスの・ト・ラ・ン・ス感染性に対
する免疫圧が高まる結果、その病原性が高まる**ことを予測してい
た。SARS-CoV-2の進化的ダイナミクスと免疫逃避の基盤となる
免疫学的メカニズムに関する私の予測は今でも完全に有効だが、
これらの非常に問題のある変異株が出現する時期については、私
の予測は正しくなかった。本書では、私が以前示したタイムライ
ン（2022年の第3四半期）がなぜ早すぎたのかを説明している。
当時、私はSARS-CoV-2がワクチン接種を受けた集団のウイル
ス毒性に対する免疫圧を高めるためには、その固有感染性をさら
に高める必要があることを理解していなかったのだ。そのために

は、オミクロンはまず、ワクチン・ブレークスルー感染を広範囲に引き起こす必要があった。なぜなら、立体的免疫再集中を引き起こすためには、それが最も重要だったからだ。立体的免疫再集中は、宿主の免疫系が、保存性の高いS関連ドメインに高い免疫圧をかけ、広範に機能するが短命な抗体を誘導することで、免疫逃避を促進する。その抗体によって、ウイルス感染と伝播が一時的に減少するため、ウイルス免疫逃避のダイナミクス（したがって、私が予想したタイムライン）は遅延した。

　また、立体的免疫再集中に関与する免疫学的メカニズムや、それが、mRNAワクチンだけでなく、ワクチン・ブレークスルー感染によってどのように引き起こされるのかについても、さらに詳細に説明した。さらに、高感染性のオミクロン子孫株の同時流行が、ワクチン非接種者の大多数では細胞性**自然免疫**機能を向上させる一方で、ワクチン接種者では疾病症状やSARS-CoV-2排出に対する細胞性**獲得免疫**防御を向上させている理由についても掘り下げた。ワクチン接種者の防御力の向上は、ウイルスの病原性に対する免疫圧の上昇と表裏一体であり、後者は抗体非依存性重症疾患増強を引き起こすことができる新しい有力な変異株の出現と拡大を促進すると考えられるため、**私は高度にワクチン接種された社会は驚愕することになると警告している。**

　私の以前の論考（文献5）と合わせて、本書の目的は、差し迫った公衆衛生上の災害の科学的妥当性を明確に記述し、大規模ワクチン接種プログラムがこのパンデミックをどのように、そして、なぜエンデミック化ではなく、悲惨な免疫逃避に追い込んできたかについて説得力のある証拠を提供することにある。私自身の学際的な洞察と、本書の巻末に添付した主要な文献リストに記載された関連する観察結果を組み合わせれば、高度にワクチン接種された集団におけるウイルスの免疫逃避の進化的ダイナミクスを理解し、予測するには十分すぎるほどだろう。

先に述べたように、この免疫逃避型パンデミックの進化的ダイナミクスを理解するための私の科学的アプローチは、演繹的推論と全体的評価に基づいている。これほど学際的な複雑さを持つ生命現象を分析する合理的な方法は、本書に掲載した知見以外にはないと私は考えている。

　私の仕事の結論を検証するために、シャーロック・ホームズの言葉ほどふさわしいものはないだろう。

不可能を排除したとき、どんなにありえないことでも、残ったものが真実に違いないと、何度言ったことか

　結果として、現在の臨床的・疫学的観察結果と一致するだけでなく、科学的に検証された原理によって支持される理論が構築された。この理論は、現在進行中の集団ワクチン接種プログラムが個人と公衆衛生の両方に及ぼす潜在的な影響について、極めて懸念すべき予測へと変換されつつある。**この結論は完全に科学的な理にかなっているため、その予測値は非常に深刻に受け止められなければならない。**

　しかし、私の予測は、伝統的な学派では認められていないタイプの科学である。したがって、どの科学雑誌にも掲載されることはないだろう。現代の学術機関や科学メディアは、原子論的なアプローチによって、木を見て森を見ず、盲目になっている（故意にだろうか？）。このパンデミックに関する私の分析の深さは、科学的専門家たちが支持しているらしい、主要なオピニオンリーダーによる主流派の物語の単純さと浅薄さとは対照的である。これは、彼らの科学的思考が利益相反によっていかに大きく歪められているかを示している。象牙の塔は、どんなに高くても、サイロ思考〔タコ壺思考とも言う〕の温床に過ぎない。ワクチン接種実験が、このパンデミックを生物学史上最大かつ最も危険な機能

獲得実験に変えてしまったことを、サイロの住人が決して理解できなくても不思議はない。たとえ彼らが本書を読んだとしても、考えを改めるとは思えず、遺憾ではあるものの、彼らにそのような意欲があるとも思えない。

　最新情報については、Voice For Science and Solidarity を参照されたい。オンラインでは、以下の QR コードをスキャン、または https://www.voiceforscienceandsolidarity.org/or で検索できる。

第1章

オミクロン！　何をしたんだ？！

1.1.　オミクロンに曝されたときに起こる免疫反応は、接種者と非接種者で全く異なる。オミクロンは接種者がもつ防御力を弱め、免疫逃避を引き起こす。しかし、非接種者は免疫逃避を引き起こすことなく防御力を増していく。

　この主張は、私たち専門家や保健当局にとって不可解なものかもしれない。彼らの解釈によれば、ワクチン非接種者が過去の増殖性感染によって自然に獲得する抗体が持つ、感染や疾患に対する体液性免疫防御は短命であり、したがってワクチンによってもたらされる（抗武漢型S）抗体と同程度の保護効果をもたらすことは不可能である。彼らがこのようなことを言うのは、訓練された細胞性自然免疫が、その後の感染時にウイルス負荷の大部分を除去する、という重要な役割をいまだに理解していないためである。訓練された細胞性自然免疫系は、感染の初期段階でウイルス感染宿主細胞を殺すので、抗原提示細胞による遊離循環ウイルスの取り込みは比較的低く、したがって獲得免疫のプライミング（条件づけ）も弱くなる。これは、非複製型ワクチンによる免疫とは全く対照的である。非複製型ワクチンは細胞性自然免疫系を訓練しないが、獲得免疫系を強く刺激する。そのため、自然感染で誘導された抗S抗体は、ワクチンで誘導された抗S抗体ほどには持続しないのである。

　ワクチンによる免疫反応は接種者をオミクロン前の変異株による疾患から防御し、今のところ、（重症）疾患からの防御という点ではすべてのオミクロン（子孫）変異株に対して、まだ大部分有効である[9]。接種者で働いている防御免疫機構は、いくつかの獲得免疫エフェクターからなるが、免疫学的記憶が不十分、または欠損しているため、それら（つまり、ノンコグネイトTヘルパー（Th）依存性の広範な中和抗体あるいは感染抑制抗体、Th非依存性多反応性非中和抗体、およびTh非依存性MHCクラスI非拘束性細胞障害性Tリンパ球）のいずれも、十分に機能してい

ない[10]。接種者の大部分は、今のところ、まだ十分に高濃度で存在するトランス感染抑制性多反応性非中和抗体と、MHCクラスI非拘束性細胞障害性Tリンパ球の活性化のおかげで（重症）感染から、ほぼ守られている（3.1章と3.3章）（図11）。しかし、ウイルスの病原性に対する、大規模な多反応性非中和抗体による免疫圧力が着実に高まっており、時は刻々と迫っている。高感染性かつ高度な固有トランス感染性をもつ、したがって、多反応性非中和抗体依存性重症疾患を増強する新たな変異株の出現による壊滅的な健康被害が切迫している。

　パンデミックのオミクロン前の段階では、脆弱者（すなわち、高齢者、合併症のある者、その他の免疫抑制者）に対する疾病防御は、非接種者に比べ、明らかに接種者の方が優れていたが、大部分の非接種者は、感染によって細胞性自然免疫が鍛えられ、疾患症状に対する防御力を高めている[11]。細胞性自然免疫系は、変異株の抗原性に関係なく、感染細胞を除去する能力を持っている。ウイルス負荷量の強力な減少と抗S抗体価の急速な低下（いずれも適切に訓練された細胞性自然免疫系による）が、接種者ではなく、非接種者（少なくともオミクロン前の段階で完全に隔離されていなかった非接種者）がオミクロンに曝露した際に立体的免疫再集中を可能にするブレークスルー感染を起こさなかった理由である（図5および図7）。接種者とは対照的に、非接種者はオミクロン前の段階でもオミクロン出現後でも、免疫逃避を促進することはなかった。

1.2. mRNAワクチン接種後の、オミクロンによるワクチン・ブレークスルー感染は立体的免疫再集中を引き起こし、免疫逃避の火に油を注いだ[12]。

1.2.1. 既感染であれ未感染であれ、mRNAワクチン接種は立体的免

疫再集中を引き起こす主要因である。

　抗原は様々な形式で同時に免疫系に提示されるため、プライミングされたTヘルパー細胞（Th細胞）は、同一の抗原（例えば、SARS-CoV-2の場合はSタンパク質）に対してコグネイトTヘルプおよびノンコグネイトTヘルプの両方を提供することができ、それによって、それぞれ、高親和性、および、（より）低親和性の抗原特異的抗体を誘導する。言い換えれば、プライミングされたTh細胞は、ある形式で提示された抗原を認識してB細胞にコグネイトTヘルプを提供すると同時に、別の形式で提示された全く同じ抗原を認識してノンコグネイト／バイスタンダーTh細胞として機能することもできるのである。同じTh細胞から受けるTh刺激の種類が異なるため（すなわち、コグネイトとノンコグネイト）、同じ抗原の異なる配置を認識してプライミングされるB細胞からは、異なるメモリーB細胞が誘導され、――同じ抗原を標的としながら――異なる親和性で結合する抗体を産生することになる。より具体的には、同一の抗原が、高親和性抗体（コグネイト／免疫優勢形式により誘導される）と低親和性抗体（ノンコグネイト／免疫劣勢形式により誘導される）の両方を誘導することができるのである。異なる抗原形式が、同じTヘルパー細胞からの支援を受けながら異なるメモリーB細胞をプライミングするためには、以下のことが必須である。

i) 異なる形式で提示される同じ抗原が、同じ抗原キャリア（例えば、遊離循環ウイルスまたはmRNAが取り込まれた細胞から放出される遊離循環Sタンパク質）に（共）局在化しないこと。そうでなければ、免疫優勢抗原形式が免疫劣勢抗原形式を駆逐してしまうことになる。

ii) 1つの形式では、Tヘルパー抗原とB細胞（Bc）抗原は、

同じ遊離循環キャリア（例えば、遊離循環ウイルス）に共局在化されること。遊離循環ウイルスは抗原提示細胞によって取り込まれ処理されて、CD4+T細胞がプライミングされ、共局在化したBc抗原にコグネイトTヘルプを提供する（それによって高親和性の機能的抗体がプライミングされる）。同時にバイスタンダーTh細胞として、周辺の非循環キャリア（例えば、mRNAを取り込んだ細胞の表面）上に同時に発現する同じ抗原に対して低親和性抗体のプライミングを補助する役割を果たす。mRNAは安定性を高めるために化学的に改変されているので、mRNAを取り込んだ細胞からSタンパク質が末梢組織に放出されて抗原提示細胞に取り込まれた段階でもなお、Sタンパク質がmRNA導入細胞の表面に発現している可能性が極めて高い。

iii）循環しない形式で提示される標的抗原（例えば、コロナウイルスの場合はSタンパク質）は、ナイーブB細胞を刺激するのに十分な親和性でB細胞受容体に結合すること。

　増殖性感染の経験後にmRNAワクチンを1回接種するだけで、以前の感染で誘導されたSARS-CoV-2特異的なメモリーTヘルパー細胞が呼び戻され、（高親和性抗S抗体メモリーB細胞だけでなく）低親和性抗SメモリーB細胞のプライミングを補助するノンコグネイトTヘルプも同時に提供されることは注目に値する。

　以上のことから、mRNAを取り込んだ細胞で合成されて細胞表面に発現するウイルス標的タンパク質（すなわち、SARS-CoV-2の場合はSタンパク質）は、迅速に、以前にプライミングされたメモリーB細胞を呼び戻し、低親和性の抗S抗体を産生することができると結論づけられる。これらのB細胞のプライ

ミングが、mRNA ワクチンの初回接種シリーズの結果であったか、増殖性感染後の単回の mRNA ワクチン接種の結果であったかは関係ない。SARS-CoV-2 による増殖性感染の初期段階、または mRNA ワクチン接種後の *in vivo* での S タンパク質合成の初期段階（ウイルスまたは S タンパク質が、SARS-CoV-2 が感染した、または mRNA を取り込んだ宿主細胞からそれぞれ放出される前）に宿主細胞表面に発現する S タンパク質関連エピトープは、ノンコグネイト T ヘルプをうけていた S 特異的メモリー B 細胞を容易に呼び出し、低親和性抗体を産生する [13]。

　mRNA を取り込んだ細胞、ウイルス感染細胞のいずれの場合も、細胞表面に発現した三量体スパイクタンパク質（または、例えばインフルエンザウイルスの場合はホモ三量体ヘマグルチニン［HA］のような他のホモ多量体ウイルスタンパク質）は、低親和性のメモリー B 細胞を呼び戻す。細胞表面に S 抗原が反復して発現すると、細胞表面に発現した S タンパク質 [14] だけでなく、遊離の S タンパク質にも低親和性で結合する抗体を産生するメモリー B 細胞が呼び戻され、mRNA を取り込んだ細胞から S タンパク質が遊離したり、ウイルスに感染した宿主細胞から子孫ウイルスが放出されるやいなや、その遊離 S タンパク質に結合する。つまり、ウイルス感染宿主細胞から放出された遊離循環ウイルス、または mRNA を取り込んだ宿主細胞から放出された遊離循環 S タンパク質上に発現されるコグネイト S 関連エピトープが組織常在抗原提示細胞によって提示されて、以前にプライミングされたコグネイト Th 依存性の抗 S 抗体を呼び戻す前に、このような低親和性抗体が産生され体内を循環することになるのだ。

　より具体的に言えば、mRNA ワクチンのブースター接種、または mRNA ワクチンの初回接種シリーズ後の増殖性感染、または以前に感染によってプライミングされた、またはワクチンによってプライミングされた者への mRNA ワクチンの接種によっ

て、Sタンパク質（mRNA接種の場合）やSARS-CoV-2ウイルス粒子（感染の場合）が組織常在抗原提示細胞に取り込まれる前に、低親和性抗S抗体が呼び戻され、それぞれ遊離循環Sタンパク質の表面、または、遊離循環SARS-CoV-2ウイルス粒子の表面の免疫優勢エピトープに結合するのである。

ウイルス表面に発現している、あるいは遊離循環しているSタンパク質に発現しているそれぞれのエピトープに低親和性で結合する抗体が呼び出されると、S関連免疫優勢エピトープが覆い隠されて立体的免疫再集中が引き起こされると考えられる（図3）。

こうして、Sタンパク質に対する高親和性（すなわち、コグネイトTh依存性）B細胞免疫応答が呼び戻されるのが妨げられる一方で、免疫劣勢エピトープは（遊離循環Sタンパク質または遊離循環ウイルスが抗原提示細胞に取り込まれることによって）、呼び戻されたSタンパク質またはSARS-CoV-2特異的CD4+T細胞からもたらされるノンコグネイトTヘルプによって、さらに保存された免疫劣勢エピトープに対する低親和性メモリーB細胞のプライミングを促進する。このようなメモリーB細胞のノンコグネイトTによるプライミングは、より保存された免疫劣性S関連エピトープに対する、広範な交差中和抗体の誘導に関与していると考えられている。

mRNAワクチン三回接種者の血清が広範な中和活性を示すという結果は、不活化ワクチン（文献26）または非複製型アデノベクターワクチン（文献29）を2回接種した6ヶ月後にブースター接種を受けた人の血漿で行った中和アッセイの結果と非常に対照的である。これらのワクチンによるブースター接種では、新たに出現したオミクロン亜系統に対する中和能力が大幅に低下した。非複製型ウイルスベクターワクチンの場合、Sタンパク質をコードするmRNAは、外因性の化学修飾なしにDNAから直接転写される。したがって、遊離循環Sタンパク質が分泌され、抗原

提示細胞に取り込まれて抗原特異的 CD4+T 細胞に提示される前に、ウイルス細胞内の mRNA は分解されていると考えられる。細胞表面に S タンパク質を発現するのはアデノベクター感染細胞ではなく、mRNA ワクチンを取り込んだ細胞の表面であることから、この観察結果は、細胞表面に発現する S タンパク質が低親和性抗 S 抗体のプライミング促進で果たす役割についての上述の仮説を裏付ける。

1.2.2. mRNA ワクチンが免疫再集中を引き起こし、自然感染では免疫再集中が起こらない理由。

　ウイルスは、――他の病原体と同様に――病原体由来の自己模倣ペプチド（pathogen-derived self-mimicking peptides：PSMP）を生成する。PSMP は、おそらく、抗原提示を乗っ取ることによってウイルス感染の初期段階で免疫認識を抑制し、それによって、CD4+T ヘルパー細胞の誘導を損なわせる DRiPs（欠陥リボソーム産物 [15]）内に構成される（G. Vanden Bossche、取下仮特許出願）。しかし、mRNA ワクチン技術は、PSMP を産生することができないため、抗原提示細胞が、mRNA を取り込んだ細胞がタンパク質を放出する前に、その表面で発現する外来ウイルスタンパク質に対する Bc 応答のプライミングを支援できる Th 細胞を生成することを妨げない。

　以上のことから、循環する S タンパク質に表示される S 関連エピトープと、mRNA を導入した細胞の表面に発現する S タンパク質の多量体パターンは、それぞれコグネイト T ヘルプとノンコグネイト T ヘルプを利用して、S 特異的 Bc エピトープを、それぞれ高い親和性と低い親和性で認識するメモリー B 細胞を誘導すると推定してよいだろう。また、mRNA ワクチン初回シリーズ接種後の増殖性感染や、以前の感染またはワクチン接種よってプライミングされた人への mRNA ワクチン接種 [16] によっ

て、Sタンパク質が元の武漢株に由来するか、より最近のオミク
ロン子孫株に由来するかどうかにかかわらず、S関連免疫優勢エ
ピトープに低親和性で結合する抗S抗体が呼び戻されることも
確実性が高い。mRNA二価ワクチン[17]であれ、今後作られるか
もしれない他のオミクロンに適応したmRNAワクチンであれ、
mRNAブースターワクチン接種によって生じる新しい免疫応答
は、より保存された広範な中和性エピトープ、または感染促進性
エピトープのいずれを標的としたとしても、せいぜい短期間しか
効果のない低親和性抗体を誘導するだけである。現在、高感染性
のオミクロンの子孫株が同時流行していることを考えれば、オミ
クロンに適応したブースターワクチンでは、もはや免疫の再集中
を起こすことも出来ず、免疫優勢、または免疫劣勢S関連エピトー
プ、いずれに対する新しい抗体も作れない（1.2.10章、7.2章）。

　結論として、ワクチンや自然感染によるプライミング後の宿主
細胞へのmRNAワクチン導入、あるいは、mRNAワクチンの初
回シリーズ接種後の増殖性感染によるプライミングは、可変性（変
異しやすい）免疫優勢S関連Bcエピトープに対する高親和性抗
S免疫応答を抑制する可能性があるのだ。むしろ、これらのシナ
リオはすべて、ワクチン接種者の免疫系を、より保存された免疫
劣勢のBcエピトープに対する新しい低親和性抗S抗体を獲得す
るように仕向ける。mRNAワクチン接種単独でも、増殖性感染
との組み合わせでも、立体的免疫再集中を促進するのである。

1.2.3.　ワクチン接種者に生じる多反応性非中和抗体依存性ブレーク スルー感染も、立体的免疫再集中を引き起こす主要因であり、免疫逃 避を引き起こす。

　免疫優勢エピトープから免疫劣勢S関連エピトープへの免疫
再集中は、同種Sタンパク質に対して低親和性の抗S抗体が誘
導されて免疫優勢エピトープが覆い隠された場合だけでなく、そ

れまでにプライミングされた抗S抗体が、異種変異株のS関連エピトープに低親和性に結合する場合にも起こりうる。後者の典型例は、既存の抗S抗体が、もはや十分に中和できない新たなオミクロン子孫株にさらされた場合である。オミクロンの登場以来、立体的免疫再集中は高度にワクチン接種された集団における免疫逃避の主要な原動力となった。では、立体的免疫再集中の作用とはどのようなものなのだろうか。

　私は、高濃度の中和力の低い既存の抗体と、圧倒的に流行したオミクロン初期株のSタンパク質との結合が、ウイルスのコロイド挙動を変化させ、弱いウイルス凝集体の形成を促進したと考えている。ウイルスの凝集により、Sタンパク質のN末端ドメインにある、高度に保存された免疫隠蔽性抗原部位が、凝集体の表面に多量に配列するようになり、Th非依存性のBc抗原として機能するようになると考えられる。このような繰り返し抗原パターンを認識するBCRを持つB細胞の活性化により、Sタンパク質のN末端ドメインの保存された抗原部位に結合する多反応性非中和抗体が産生され、ウイルスの感染性が高まる（文献2-5）。ウイルス感染性が高まると、多反応性非中和抗体依存性ブレークスルー感染を引き起こし、子孫ウイルスの産生率が高くなる。

　このため、子孫ウイルス粒子の表面に発現するSタンパク質に潜在的中和抗体が十分な濃度で結合して、プロフェッショナル抗原提示細胞に迅速に取り込まれることができなくなると推測される（1.2.3章と1.2.4章）。その代わりに、既存の潜在的中和抗体が免疫優勢なS関連エピトープに緩やかに結合することで、これらのエピトープが立体的に覆い隠されることになる（図3）。こうして、ブレークスルー感染によって、免疫応答が免疫優勢エピトープから、より保存された一連の免疫劣勢エピトープに向かうようになる。このようにして中和力の低い抗S抗体が高濃度で存在する状態で起こるブレークスルー感染は、立体的免疫再集

中を引き起こす。高力価の抗S抗体は、通常、ワクチンによって誘導されるため、使用するワクチンの種類に関係なく多反応性非中和抗体依存性ワクチン・ブレークスルー感染が立体的免疫再集中を引き起こすことを説明できる（図5および図7）。

1.2.4. ワクチンによる免疫刷り込みがあったとしても、ワクチン接種者に起こる多反応性非中和抗体によるワクチン・ブレークスルー感染は、ワクチン由来の抗体を呼び起こすのではなく、第2段階の立体的免疫再集中を引き起こす。第1段階の立体的免疫再集中は、広範なウイルス中和感受性をもつ保存されたS関連抗原ドメインに免疫反応を再集中させるのに対し、第二段階ではさらに保存された抗原領域に免疫を再集中させ、それによって作られる抗体はウイルスの感染性を増してしまう。

　「抗原原罪」（「免疫刷り込み」とも呼ばれる）の概念の通り、多反応性非中和抗体依存性のワクチン・ブレークスルー感染は、以前にワクチンでプライミングされたCD4+Th細胞を呼び戻す。第1段階の立体的免疫再集中を可能にするワクチン・ブレークスルー感染は、ワクチン由来抗体（祖先型武漢株Sタンパク質特異抗体）の呼び戻しを妨げる一方、呼び戻されたCD4+Th細胞は、より保存されたS関連免疫劣勢ドメインに向けられた広範な中和抗体の新規プライミングを指示することができる（図3）。これらの抗原は短命で親和性が低いため、ワクチン・ブレークスルー感染が広がると、免疫劣勢抗原領域に対する集団レベルの免疫圧が急速に高まり（図6 ❶）、複数の新しい免疫逃避変異株の同時発生と同時流行をもたらすことになる。既存のワクチン由来の潜在的中和抗体や立体的免疫再集中で刺激された潜在的中和抗体は、新しく出現したこれらの変異株を中和できないが、それぞれのS関連エピトープにはまだ結合している。このような既存の潜在的中和抗体がS関連エピトープへ結合することで、SARS-CoV-2 ウ

イルス粒子は再び弱い凝集体を形成し、その表面に高度に保存されたSタンパク質のN末端ドメインの抗原決定基を多数配列させ、それによってTh非依存性多反応性非中和抗体を誘導する。Sタンパク質のN末端ドメイン内の保存された抗原部位に結合することで、このような抗体はウイルス感染性を高め、新規免疫逃避株の出現の原因となり、再び多反応性非中和抗体依存性ワクチン・ブレークスルー感染を引き起こすことになる。このことが第2段階の立体的免疫再集中の引き金となり、子孫ウイルス上の変異Sタンパク質と既存のS特異的潜在的中和抗体との低親和性結合を促進することとなる（図3）。

　つまり、以前にワクチンでプライミングされたCD4+Th細胞が呼び戻され、第2段階の立体的免疫再集中と組み合わさると、Sタンパク質のN末端ドメイン内の、より保存された広範な感染促進エピトープに対する抗体の、ノンコグネイトTh依存性新規プライミングが可能となるのである。

　私の知る限り、これらの広範に保存された感染阻害性抗体の親和性成熟に関するデータは報告されていない。しかし、これまで新規にプライミングされた広範な中和抗体と同様に、これらのプライミングはノンコグネイトTヘルプに依存する。したがって、このような多反応性非中和抗体依存性ワクチン・ブレークスルー感染を経験した回復者の血液中で、対応するメモリーB細胞が十分な親和性成熟を遂げ、強い感染抑制能を確保するには数ヶ月かかると考えるのが妥当であろう。このことは、ワクチン・ブレークスルー感染から回復したワクチン接種者(あるいはmRNAブースター投与を受けた者（1.2.1章）)の感染に対する防御が短命であることの説明となる。多反応性非中和抗体依存性ワクチン・ブレークスルー感染の結果として誘導された交差反応性抗体は、対応する、より保存性の高いS関連エピトープに対する体液性免疫圧を急速に上昇させ、それによってCOVID-19接種率の高い

集団において大規模なウイルス免疫逃避を促進したと考えられる（図6❶）。

1.2.5. mRNAワクチンのブースター接種や、立体的免疫再集中を可能にするワクチン・ブレークスルー感染によって産生される広範な中和抗体は、なぜワクチンで最初に誘導された中和抗体よりも低親和性なのか。

　オミクロン前の変異株が、複数の変異によってワクチン由来のS特異的中和抗体の中和能を低下させた後でも、宿主免疫系は免疫再集中によって新たな中和能力を持つことができた。ワクチンによるS特異的中和抗体は、主にSタンパク質の受容体結合ドメイン内に位置する優勢な変異株特異的エピトープの広範、かつ多様なスペクトルを標的としていたのに対し、新規にプライミングされる中和抗体は、より保存されたエピトープの限られた部分を対象とし、比較的、低親和性である。そのため、立体的免疫再集中を可能にするワクチン・ブレークスルー感染の直後や、mRNAワクチンによるブースター接種の直後に上昇する交差反応性中和抗体の抗体価は急速に低下する。

　オミクロン前の変異株の非常に変異しやすいS関連免疫優勢エピトープに向けられた、ワクチンによる中和抗体は、コグネイトTヘルプ（Th）によってプライミングされた。コグネイトThに依存した抗S抗体のプライミングは、親和性成熟を促進する。その結果、（主に、受容体結合ドメイン内に位置する）S関連免疫優勢エピトープを標的としたワクチン由来抗体は、ウイルス中和能力を急速に向上させた。一方、立体的免疫再集中を介した、より保存されたS関連免疫劣勢領域に対する広範な中和抗体は、CD4+Tメモリー細胞のヘルプによってプライミングされる。このCD4+メモリーT細胞は、（ワクチン・ブレークスルー感染の場合は）遊離循環ウイルス、（mRNAワクチン接種の場合は）遊

離循環Ｓタンパク質を取り込んで、ウイルスまたはＳ由来の抗原性 Th ペプチドを提示した抗原提示細胞によって呼び戻されたものである。これらのバイスタンダー Th 細胞によるノンコグネイト T ヘルプがもたらされることが、立体的免疫再集中を可能にするワクチン・ブレークスルー感染後、または mRNA ブースター接種後に新規プライミングされたメモリー B 細胞が胚中心で成熟し、高い親和性とウイルス中和能を有する広域中和抗体を産生するようになるまでに数ヶ月かかる理由を説明すると考えられる（文献 29 - 31）。これらの抗体がウイルス中和能を増強するのはかなり遅れてからであるため、最適な親和性を獲得する前に、新しい免疫逃避変異株の出現を促進することになる。同じことが、立体的免疫再集中を可能にするワクチン・ブレークスルー感染（図 3 に示されたように第 2 段階の立体的免疫再集中を誘発する）、または更新された mRNA ブースター接種に引き続く感染阻害抗体の親和性成熟にも当てはまる可能性が高い。

1.2.6. 接種率の高い集団で免疫逃避を促進させるというオミクロンの戦略。

　集団ワクチン接種が、Ｓタンパク質内の変異しやすい免疫優勢エピトープに対するオミクロン前変異株の耐性を高め、オミクロン出現の原因となったことは否定できない。

　　しかし、なぜオミクロンは、そのＳタンパク質に 30 個以上ものアミノ酸変異を伴って出現したのか？
　　これは未曾有のことだ！

　高度にワクチン接種された集団で、オミクロン初期株が突如として劇的に拡大したことの進化的重要性は、立体的免疫再集中を介するワクチン・ブレークスルー感染が大規模に発生し、その結

果、**より保存された極めて重要なエピトープ**に、集団レベルで高い免疫圧が広く確実にかかるようになったことにある。より保存された免疫劣勢抗原性のドメインに対する集団レベルの免疫圧は、広範な中和抗体に対して耐性を持つ、新しい変異株の大規模な出現を促し、ついにはそれぞれのSタンパク質の受容体結合ドメインに共通の感染増強性ドメインのサブセットを組み込み、広範な感染抑制抗体による集団レベルの免疫圧の増加から逃れた（図6および図9）。

　立体的免疫再集中を介するワクチン・ブレークスルー感染は、実際に、ウイルスによる大規模な免疫逃避に火をつけ、複数の新しい変異株の同時出現と同時流行を引き起こした。変異株特異的受容体結合ドメイン内に、一定の感染増強性変異を取り入れた変異系統は、抗体非依存性ワクチン・ブレークスルー感染を引き起こすのに十分な、高い固有感染性を獲得し、Sタンパク質のN末端ドメイン内の共通の感染促進性ドメインに免疫再集中が生じた結果、増加した低親和性抗体による集団レベルの免疫圧力を解消させた（図6Cおよび図9C）。

　したがって、多反応性非中和抗体依存性のワクチン・ブレークスルー感染によって、高度にワクチン接種された集団の免疫反応は、変異株特異的高親和性抗S抗体から変異株非特異的低親和性抗S抗体に突然かつ集団的に移行し、ウイルス感染力に対する免疫圧を急速に高めることができたと結論づけられるだろう（図6）。

　しかし、SARS-CoV-2がこのような壮大な変化を引き起こすためには、十分な数のS関連変異を組み込む必要があった[18]。これにより、オミクロン初期株は、それまでに誘導された変異株特異的抗S抗体の中和能を劇的に低下させ、ワクチン接種者の感染感受性を高めた。このように、オミクロンSタンパク質は、Th非依存性多反応性非中和抗体を大規模に刺激し、それによって立

体的免疫再集中を引き起こすための**必須条件**である多反応性非中和抗体依存性ワクチン・ブレークスルー感染を促進した。立体的免疫再集中を可能にするワクチン・ブレークスルー感染は、高度にワクチン接種を受けた集団の免疫反応を、広く共有され（すなわち、より保存されている）、極めて重要な免疫劣勢S関連ドメインに方向づけ、これら劣勢抗原性ドメインに大規模な免疫圧を急速に及ぼし、広範に中和力または感染阻害力を持つ低親和性抗体をプライミングした。高度にワクチン接種された集団は、このような、より保存された、極めて重要なS関連抗原性ドメインに免疫圧をかけたため、流行する多様なオミクロン子孫変異株のなかで、同一の限られた種類の免疫逃避変異を選択したものが、同じ競争優位性を獲得し、同時流行を開始した（図9）。このようにして、オミクロン初期株が誘導する体液性免疫に耐性を持つ新しいオミクロン変異株の同時流行が急速に促され、免疫逃避の進化的ダイナミクスを劇的に加速させたと説明できる。

多反応性非中和抗体**依存性**のワクチン・ブレークスルー感染は、接種者に新たに広範な交差反応性抗体を誘導し、**ウイルス感染性**に対して急速に、高い免疫圧力をかけたが、しかしそれは短期間であり、新たに出現した高感染性オミクロン子孫株の同時流行により、最終的に多反応性非中和抗体非依存性のワクチン・ブレークスルー感染が引き起こされ、高度に接種された集団では、ウイルスのトランス感染性に対する免疫圧力が広く、ゆっくりと増加するようになった（1.2.10 章）。

多反応性非中和抗体依存性と非依存性のワクチン・ブレークスルー感染は、いずれもウイルスの排出を減少させるが（3.2 章と 3.3 章）、ウイルスのトランス感染性に対する免疫圧が徐々に高まるため、高度にワクチン接種された集団では中和抗体耐性、感染性の増強、そして、より強い病原性を兼ね備えた変異株の選択が進む可能性が非常に高い（1.2.10 章と 3.1 章）。mRNA ワクチンは

立体的免疫再集中を促進し、立体的免疫再集中は免疫の逃避を促進するため、mRNA ワクチンの接種を受けた集団では、多反応性非中和抗体を介した免疫圧が、より急速かつ劇的に上昇すると仮定できる。

　要約すると、オミクロン初期株と初期オミクロン子孫変異株が、大規模にワクチン接種を行った国におけるワクチン・ブレークスルー感染の大波の原因となっている。多反応性非中和抗体を介したワクチン・ブレークスルー感染は立体的免疫再集中を促進し、その結果、新たなワクチン・ブレークスルー感染が発生する（図4、図5、図7）。mRNA ワクチンも立体的免疫再集中を可能にするため、mRNA ワクチンの集団接種は、多反応性非中和抗体依存性ワクチン・ブレークスルー感染の波を増幅・加速し、したがって、高度にワクチン接種された集団における、潜在的中和抗体耐性オミクロン由来変異株の同時出現と同時流行を促進したと考えられる（図1、図7、図9）。

　さらに、最近出現したオミクロン子孫株は、高いレベルの固有感染性を特徴とし、現在、高度にワクチン接種された集団の接種者を、抗体非依存性重症 COVID-19 疾患増強のリスクにさらしている（1.2.10 章および 2.1 章）。つまり、mRNA ワクチンによるブースター接種とワクチン・ブレークスルー感染は、回復期の接種者における中和抗体逃避を最大化し、オミクロンによって誘導された抗体（まもなくこれに、多反応性非中和抗体も含まれるようになるだろう）に対する、新規オミクロン変異株の抵抗性を促進したということである。

1.2.7.　接種率の高い集団では、多反応性非中和抗体依存性ワクチン・ブレークスルー感染は、ウイルスにかかる免疫圧力を、コグネイト T ヘルプ依存性の可変性（変異しやすい）S 関連エピトープに対するものから、より変異株間で保存されている S 関連エピトープに対するノ

ンコグネイト Th 依存性のものに迅速に修正する。その後、抗体非依存性ワクチン・ブレークスルー感染が起きるようになるが、それによって、変異株間で、より保存されている S 関連エピトープに対するノンコグネイト Th 依存性の免疫反応に対する圧力が、高度に保存された Th 非依存性の S タンパク質の N 末端ドメインの抗原決定基に対する免疫反応に対するものに変化する。このメカニズムが進むため、多反応性非中和抗体依存性であれ非依存性であれ、ワクチン接種後ブレークスルー感染は迅速かつ大規模にウイルスに免疫圧力をかける。

　高親和性 S 特異的ワクチン由来抗体による、ウイルスの感染性と中和性に対する集団レベルの免疫圧力は、S タンパク質の受容体結合ドメインの可変領域での免疫優勢エピトープの変異が進むにつれて徐々に増加するのに対し、新規にプライミングされたメモリー B 細胞の親和性成熟に時間を要するため、立体的免疫再集中によって誘導される広範性抗体による、ウイルスの中和性と感染性に対する集団レベルの免疫圧力は急激に増加した。

　可変性の免疫優勢 S 関連エピトープに対する、高親和性であるが、不十分な中和能力しか持たない抗体により、より感染性が高く、中和され難いオミクロン前免疫逃避変異株の自然選択が順次引き起こされ、主流となって流行した。この傾向は、ワクチン接種率の高い集団においてウイルス中和能に及ぼす集団レベルの免疫圧が高まり、免疫逃避変異株（すなわちオミクロン初期株）の自然選択と拡大につながるまで続いた。オミクロン初期株は、ワクチン由来潜在的中和抗体に十分に抵抗性を持つため、大規模なワクチン・ブレークスルー感染を引き起こし、さらにそれによってウイルス中和能に対する集団レベルの免疫圧を劇的に下げることとなった（図 6A）。オミクロン初期株は、S タンパク質の受容体結合ドメインに中和抗体から逃避する大量の特異的変異を組み込み、ウイルスの中和性に対する体液性免疫圧を高い状態から低い状態に急激に変化させた。この壮大な抗原性の変化は、武漢型

S特異的なワクチン由来抗体の中和能力を劇的に低下させた。

　一方、**より保存された**（すなわち、変異株非特異的な）**免疫劣勢**S関連エピトープに対する中和活性を持つ低親和性抗体は、中和抗体から逃避する複数のオミクロン由来免疫逃避変異株の同時出現と同時流行を引き起こした。この傾向は、高度にワクチン接種を受けた集団においてウイルス感染性に対する集団レベルの免疫圧力が高まり、抗体非依存性のワクチン・ブレークスルー感染を引き起こすことができる高感染性オミクロン由来免疫逃避変異株が同時出現し、同時流行するようになるまでの短期間継続した。このような変異株（高感染性オミクロン由来免疫逃避変異株）は、ウイルスのトランス感染性に対する集団レベルの免疫圧を劇的に上昇させる原因となった（図6C❹）。

　オミクロンの登場以降の、集団レベルの免疫圧力の推移を図6に示す。以下、図に示された免疫圧力のダイナミクスの根底にある免疫メカニズムについて説明する。

　オミクロン初期株によって引き起こされた第1段階の立体的免疫再集中を可能にするワクチン・ブレークスルー感染の後、広範な中和作用を持つ低親和性の抗体からの免疫逃避が起こった。これは、祖先型の武漢系統の、より特異的な保存されたSタンパク質のN末端ドメインを標的とする逃避変異の限られたサブセットへの収束進化によって生じた。（文献25、30、31）。この進化により、新たに出現したオミクロン子孫株は、既存の広範な中和抗体に対してほとんど抵抗性となった。その後、第2段階の立体的免疫再集中を可能にするワクチン・ブレークスルー感染が起きるようになると、可変性のSタンパク質の受容体結合ドメインに収束する、特定の限られたサブセットの感染促進性変異[19]が組み込まれ（文献23）、さらに親和性の低い感染抑制性抗体が新規に誘導され[20]、これに対する免疫逃避が起きた。これらの収束変異は、以前にワクチンで誘導された抗体の一部をまだ増やす

ことができ、おそらく互いに協調して SARS-CoV-2 と hACE2 の
結合を強化し、新しく出現したオミクロン子孫株の固有感染性を
強化するように作用した。その結果、最近になって出現したオミ
クロン由来の系統は、潜在的中和抗体耐性と**高いウイルス感染性**
を併せ持つようになった。

　Sタンパク質の保存されたN末端ドメイン、あるいは受容体
結合ドメインに、それぞれ、特異的な中和抗体から逃避する変異
や、特異的に感染性を増強する変異を収束させ、このような限定
されたサブセットの変異を共通に持つことで新たに出現している
オミクロン由来変異株は、大規模な免疫逃避を促した。これが、
現在の、高感染性オミクロン変異株の多様なサブセット[21]の同時
流行の理由である（図9）。その多様性と、Sタンパク質の受容
体結合ドメインに追加された（感染を促進する）変異の収束進化
により、同時流行している高感染性オミクロン子孫株の抗原性の
特徴は、オミクロン初期株から、より遠ざかっている。高感染性
オミクロン子孫株が引き起こす**抗体非依存性ワクチン・ブレーク
スルー感染**は、Sタンパク質のN末端ドメイン内の保存された
抗原部位に対する、多反応性非中和抗体による集団レベルの免疫
圧を高めることに貢献するだろう[22]。したがって、同時流行中の
高感染性オミクロン子孫株も、同じようにウイルスの病原性に対
して集団レベルの免疫圧を受けていると考えてよいだろう。これ
らの変異株のいずれかがO型糖鎖変異を獲得し、固有の病原性
が強化された場合、接種者の一部に重篤な疾患を引き起こす可能
性が高い。

　XBB.1.5 の現在の優勢な拡大は、実質的な適応コストなしに病
原性の強化を可能にするO型糖鎖変異への選択バイアスがある
ことを示していると考えている（3.4.1 章）。ウイルスの病原性に
対する集団レベルの免疫圧が高まるにつれて、S関連O型糖鎖
変異の糖鎖付加が増加する可能性が高い（文献5）。このスピー

ドは、高度にワクチン接種された集団では指数関数的に増大すると考えられるため、このような変異株は、抗体非依存性重症COVID-19疾患増強の急増を引き起こすと私は予測している（図6と図9）。

1.2.8.　オミクロンによるワクチン・ブレークスルー感染で生じる、免疫再集中した体液性免疫反応からの免疫逃避が迅速なものになるかどうかは、Sタンパク質の、より保存されたN末端ドメイン、または受容体結合ドメインの限られたサブセットが、それぞれ先祖の武漢系統またはオミクロン前の変異株に由来する抗原決定基へと収束退化していくかどうかにかかっている。

　保存された（すなわち、変異株非特異的な）S関連ペプチドエピトープに対する集団レベルの最適でない免疫圧力に対するウイルスの適応が、Sタンパク質のN末端ドメインに先祖型武漢系統の抗原決定基を濃縮し、受容体結合ドメインに、その後に優勢となったオミクロン前変異株に特異的な抗原決定基を濃縮した、新しい免疫逃避変異株の自然選択を促進し、ワクチン接種者の回復期の血液中に存在する広範な中和抗体、または感染阻害性抗体を逃避するようになったことは興味深い。

　mRNAワクチン接種者のmRNAブースター接種後、あるいはワクチン・ブレークスルー感染経験後の広範な中和抗体の親和性成熟は遅れると報告されている（文献29、30、31）。このことは、これらの中和抗体の保護効果が短命であった理由を説明していると思われる。さらに、ワクチン・ブレークスルー感染によって可能となった立体的免疫再集中によって、集団レベルの選択的免疫圧が駆動され、より保存されたN末端ドメイン関連配列が、（祖先系統のSタンパク質である）**武漢型S抗原に特異的**な抗原決定基へと収束的に退化（すなわち、逆行進化）した（文献25、30、31）。これらの祖先型の抗原決定基の共通サブセットを取り

込んだ新しい変異株は、広範な中和抗体から逃れ、新たに多反応性非中和抗体を介したワクチン・ブレークスルー感染を引き起こした。

　その後、既存の親和性成熟した潜在的中和抗体が、（それぞれ、ワクチン、および第1段階の立体的免疫再集中によってプライミングされた）S関連免疫優勢エピトープ、および劣勢エピトープに結合すると、第2段階の立体的免疫再集中（すなわち図3の第2段階の立体的免疫再集中）が引き起こされる。同じ理由で、第2段階の立体的免疫再集中は、より保存されたSタンパク質のN末端ドメインに関連する抗原決定基とさらに低い親和性で結合する一連の抗S抗体をプライミングし、それによって、それまでに選択されたオミクロン由来の同時流行系統すべての感染性に対する選択的免疫圧が急速に高まると考えられる。ウイルス感染性に対する大規模な免疫圧が、別々に**同じ感染増強性抗原決定基**[23]のサブセットを組み込んだオミクロン子孫株の自然選択を促し、同様に高レベルのウイルス固有感染性を達成したと考えるのは当然であろう。立体的免疫再集中は大規模な免疫逃避を引き起こすので、この結果、以前主流であったオミクロン前変異株に由来する**変異株S特異的**感染増強性抗原決定基をSタンパク質の受容体結合ドメインに組み込む収束進化を遂げたオミクロン子孫株が同時発生し、同時流行したことは驚くべきことではない（文献23）。これらの高感染性オミクロン子孫株は、**抗体非依存性**のワクチン・ブレークスルー感染を引き起こし、接種者においてウイルスのトランス感染性に対する多反応性非中和抗体による免疫圧力を徐々に増強させ、最終的にウイルスの毒性を解き放つ道を開く（図6❹）。これにより、ワクチン接種を受けた集団の大部分で高い病原性を発揮できるような、適切なO型糖鎖結合部位変異を持つ、より高い、もしくは、高い感染性を持つ変異株の自然選択が進むと考えられる（3.4.1章）（文献5）。

私は mRNA ワクチンに限定して分析したが、他の非複製型ワクチン（即ち、mRNA 技術に基づかないワクチン）を用いて大規模ワクチン接種を行った場合にも、S タンパク質の N 末端ドメインと受容体結合ドメインに全く同じ収束進化が起こると考えるのが妥当であろう。しかし、決定的に重要な違いは、未感染者が受ける初回接種シリーズのうちの 1 回が mRNA ワクチンであるだけで、ワクチン接種後の感染が立体的免疫再集中を引き起こすのに十分ということである（図1）。

　要約すると、変異株特異的 S 中和抗体の親和性が成熟するにつれ、SARS-CoV-2 の受容体結合ドメインの配列は劇的に変化し（すなわち、オミクロン）、多反応性非中和抗体によるウイルス感染性増強を促進し、それによって宿主免疫系は（第 1 段階の立体的免疫再集中を可能とするワクチン・ブレークスルー感染によって）免疫学的に劣勢の（つまり、抗原性があまり強くない）、より保存された S 関連ドメインに免疫応答を集中せざるを得なくなったと考えられる。第 1 段階の立体的免疫再集中は、**低親和性**の広範な中和抗体を産生し、ウイルスの中和性に急速に[24] 高い免疫圧をかけ、S タンパク質の N 末端ドメインに祖先ウイルスの中和モチーフを収束進化させた。これにより、広域中和抗体からの迅速かつ大規模な免疫逃避が促された。その結果、免疫逃避変異株は第 2 段階の立体的免疫再集中を可能にするワクチン・ブレークスルー感染を引き起こし、受容体結合ドメインの変異株特異的感染促進モチーフの収束進化を急速にもたらし、その結果、**高感染性**オミクロン子孫株の同時出現と同時流行を生じさせた。高感染性オミクロン子孫株は現在、抗体非依存性のワクチン・ブレークスルー感染を引き起こし、高度にワクチン接種された集団の中で、ウイルスのトランス感染性／病原性に対する多反応性非中和抗体による免疫圧力を徐々に高めている（図6❹）。

1.2.9.　第2段階の立体的免疫再集中に先行して、（オミクロン初期株によるワクチン・ブレークスルー感染後の）第1段階の立体免疫再集中が起きた時、免疫逃避は最大化する。

　オミクロン初期株によるワクチン・ブレークスルー感染の後、立体的免疫再集中は第1段階と第2段階、2つの異なるステージで発生した。

　ウイルスが免疫逃避を最大限に達成するには、立体的免疫再集中が2つの異なる段階で起こる必要があった。それによって、広範に機能する低親和性中和抗体に対する大規模な免疫圧に続いて、さらに親和性が低いと推定される広範な感染阻害抗体に対する大規模な免疫圧が起こり[25]、増殖性感染からの保護期間がさらに短くなる。回復期にある、またはmRNAワクチンによってブーストされた接種者血清に関する臨床データ[26]から、第2段階の立体的免疫再集中を可能にする事象に先立って、第1段階の立体的免疫再集中を可能にする事象がおこっていたことが読み取れる。私は、ワクチン・ブレークスルー感染が効率的にウイルス性免疫逃避を促進するために、このことが必須なのではないかと推測している。

　第1段階に引き続いて第2段階の立体的免疫再集中が起こるということは、第2段階の立体的免疫再集中が起こる時点では、以前にプライミングされた広範な中和抗体は十分に成熟して、新たに出現したオミクロン由来の免疫逃避変異株に結合できるようになっている、ということである。第1段階の立体的免疫再集中を起こすには、新たな潜在的中和抗体逃避変異系統の免疫優勢S関連エピトープに、既に存在する親和性成熟抗体が低くとも十分な濃度で結合することが重要であると考えられる。しかし、第2段階の立体的免疫再集中では複数の免疫劣勢S関連エピトープに対する中和抗体が誘導される。したがって、対応するS特異的メモリーB細胞の結合性（アビディティ）成熟により、Sタンパ

ク質に複数の低親和性中和抗体が結合するようになると考えられる。これにより、(本来であれば?) 抗原提示細胞へのウイルス取り込みが促進され、立体的免疫再集中が阻害されることが予想される。しかし、S 関連免疫劣勢エピトープに対する抗体の結合性成熟は、IgG4 にクラススイッチした S 反応性 B 細胞の相対的増加を引き起こすと考えられている。IgG4 抗体は Fc を介したエフェクター機能が低下しているため (文献 29)、抗原提示細胞へのウイルス取り込みが遅れる可能性が高い。したがって、ウイルスと潜在的中和抗体の複合体は第 2 段階の立体的免疫再集中を引き起こしやすいと考えられる。成熟の遅延による IgG4 抗体の増加は、mRNA ワクチンの 2 回目の接種後に起こることが報告されている。mRNA ブースター接種により広範な中和抗体反応が得られたことから (文献 29)、IgG4 抗体の増加は、mRNA を取り込んだ細胞の表面に、免疫劣勢形式で発現した S タンパク質に対する低親和性抗体が誘導されたことにより生じたと考えるのが妥当である。先に説明したように、mRNA ワクチンは、このような低親和性抗体を誘導する能力があるため、立体的免疫再集中を促進すると考えられる (1.2.1. および 1.2.2. 章を参照)。

(おそらく、感染回復者および mRNA ブースター接種者における、広範な中和活性あるいは感染阻害活性に再集中された抗体反応によって) 高度にワクチン接種された集団のウイルス感染率は一時的に低下したが、立体的免疫再集中 (第 1 段階、第 2 段階の両方) によって、これまで同時流行していたオミクロン変異株の感染性に対する体液性免疫圧力が劇的に変化し、増大した (図 6 ❷❸)。以上のような進化により、オミクロン初期株の圧倒的な感染拡大が、多様な高感染性オミクロン子孫株の同時流行への道を急速に開いたと説明される (図 9)。

1.2.10. 高感染性オミクロン子孫変異株が一度広がると、追加接種

（例えば、追加ブースター接種や小児などの年齢層への接種）も、集団ワクチン接種プログラムの完全中止も、高度にワクチンを接種した集団におけるウイルス病原性に対する免疫圧力の増加を止めることはできない。

　集団ワクチン接種実験を中止したり、逆に、さらに拡大したりしても、より病原性の強い新たな変異株が出現する可能性には、もはや何の影響も及ぼさない。これまでのオミクロン子孫株は、立体的免疫再集中を可能にするワクチン・ブレークスルー感染の結果として、高度にワクチン接種された集団で、大規模な免疫逃避を自己触媒的に起こしていたが、より最近に出現したオミクロン子孫株は、高い固有感染性を持ち、完全に抗体非依存性にワクチン・ブレークスルー感染を引き起こす。これは、高感染性のオミクロン子孫株は、既存のワクチン由来の潜在的中和抗体が結合する機会がないうちに、増殖性感染を引き起こすからである。したがって、hACE2 を介した感受性上皮細胞への侵入の前に多反応性非中和抗体を刺激することはない。立体的免疫再集中を可能にするワクチン・ブレークスルー感染は多反応性非中和抗体によって引き起こされるが、高感染性のオミクロン子孫変異株はもはや立体的免疫再集中を引き起こさず、したがってこれらの新しい変異株によるワクチン・ブレークスルー感染後に新しく交差反応性抗体が誘導されることはない。逆に、高感染性変異株に曝露されると、移動性樹状細胞の表面への SARS-CoV-2 子孫ウイルス粒子の付着が促進され（文献 39）、それによって樹状細胞に付着した SARS-CoV-2 ウイルス粒子に吸着した多反応性非中和抗体の濃度が相対的に減少する。このようにして、高度にワクチン接種された集団が広く（再）曝露されると、ウイルスの病原性に対する多反応性非中和抗体を介した集団レベルの免疫圧力が高まる（1.2.4 章を参照）。

　さらに、ワクチン（すなわち、更新されたオミクロン対応のブー

スターワクチン）は、接種者が抗体非依存性のワクチン・ブレークスルー感染を繰り返し、ウイルスのトランス感染性／病原性に対する集団レベルの免疫圧を徐々に上昇させることを防ぐことはできないだろう。これは、追加ブースター接種は、ワクチンでプライミングされた潜在的中和抗体を呼び戻すのがせいぜいで、ワクチンに含まれるオミクロンに対応したSタンパク質の抗原特性にかかわらず、新しい機能的S特異抗体をプライミングすることはもはやできないためである。新しい中和抗体のプライミングができないのは、高感染性変異株に再曝露すると、遊離子孫ウイルス粒子の濃度が着実に高まり（すなわち、移動性樹状細胞へのウイルス吸着率の最大量を超え）、既存のワクチン由来抗体に捕捉されるようになるため、ワクチン抗原のプロフェッショナル抗原提示細胞による取り込みと提示が妨げられるからである（8.2章および11.9章）（図11）。

　以上のことから、多反応性非中和抗体を介したワクチン・ブレークスルー感染が第1段階及び第2段階の立体的免疫再集中を引き起こし、それに続く新しい免疫逃避変異株の出現により、広範にウイルスを中和する、または広範に感染阻害する抗体が、より保存されたSタンパク質のN末端ドメイン関連エピトープに高レベルの大規模免疫圧を及ぼすようになったと結論づけられる。このような高度で大規模な免疫圧は、ワクチン由来潜在的中和抗体にほとんど耐性で、新規免疫反応を引き起こすことができない様々な高感染性変異株を急速に同時流行させた。このような新しい変異株は、抗体非依存性のワクチン・ブレークスルー感染を引き起こし、高感染性の子孫ウイルス粒子が上気道に常在する樹状細胞の表面に吸着して多反応性非中和抗体の濃度を希釈し、それによってウイルスの病原性に対する多反応性非中和抗体を介した免疫圧を徐々に増加させている（図11）。武漢株ベースのオリジナルワクチンでのブースター接種は、せいぜいワクチン由来の潜

在的中和抗体を増加させ、ウイルス曝露後の再刺激による多反応性非中和抗体の産生を延長させる程度である。多反応性非中和抗体を介したウイルスの病原性に対する免疫圧の上昇を遅らせることはできても、止めることはできないだろう。同じことが、ワクチン接種対象者をワクチン未接種の集団（例えば、小児）にまで拡大する場合にも当てはまる。この場合、多反応性非中和抗体を介した集団レベルの免疫圧は一時的に弱まるかもしれないが、その後さらに急速に増大することを防ぐことはできない（より多くの個人がウイルスに免疫圧をかけるようになるため）。

　集団レベルの免疫圧の変化にさらされた SARS-CoV-2 の適応的進化ダイナミクス（図4、図6、図9に示す）を正しく理解できる人が、高度にワクチン接種された集団が前例のない公衆衛生上の災難に向かっていることを否定するとは私には考えられない。ましてや、強毒性変異株の新たな出現により、高度にワクチン接種を行った国々で抗体非依存性重症 COVID-19 疾患増強が大流行するという差し迫った脅威を、追加的なワクチン接種で緩和できると考えるなどとは想像すらできない。

1.2.11.　立体的免疫再集中を理解することなしにこの免疫逃避変異株のパンデミックの悲惨な進化を理解することはできない。つまり、オミクロンと mRNA ワクチンの相互作用が、ワクチン接種者の体液性抗 S 免疫反応の親和性と幅をどのように再構成していくのかを理解しなければならないのだ。

　一方で、すべての変異研究者は、さらに S 関連変異を取り込んだ高いレベルの固有感染性を持つ新規オミクロン変異株、つまり、ワクチン由来抗体にも、過去の mRNA ブースター接種や多反応性非中和抗体によるワクチン・ブレークスルー感染後に新規に得られた広範な中和抗体、もしくは感染阻害抗体のいずれにも耐性の変異株の出現を懸念しているようだ。他方では、研究者た

ちは、そのような高感染性のオミクロン変異株の出現に伴う健康
リスクについては、監視や調査の強化を提案する以外、真剣に取
り組んでいない。私には、彼らが、オミクロンの登場以来、立体
的免疫再集中を可能にするワクチン・ブレークスルー感染とワク
チン接種（すなわち、mRNA ワクチン接種）によって、ワクチ
ンによる保護に関わるエフェクター機構が、**変異株特異的**S 関
連エピトープに向けられた**高親和性**体液性応答（すなわち、変異
株 S 特異的な**コグネイト T ヘルプ**依存性中和抗体によって指示
される免疫応答）から、**より保存された**S 関連エピトープに向
けられた**低親和性**体液性応答（**ノンコグネイト Th** 依存性の広範
な感染中和抗体と、**Th 非依存性**の広範な病原性中和多反応性非
中和抗体によって連続的に働く免疫応答）へとますますシフトし
ていることに**気づいていない**、としか言いようがない。

　低親和性抗 S 抗体は、ウイルスの増殖に対して迅速に高い免
疫圧をかけるため、ウイルスの免疫逃避を促進する傾向がある。
低親和性抗 S 抗体に広範な交差反応性があるならば、**大規模な**
免疫逃避を促進することになる。これは特に Th 非依存性の多反
応性非中和抗体にあてはまる。Th 非依存性の多反応性非中和抗
体は、ウイルスのトランス感染性／病原性に対して高い免疫圧を
大規模にかけるのに最適な抗体なのである。

第2章

ダーウィン理論の無視

2.1.　パンデミック下に集団ワクチン接種を行うことは集団免疫の構築に寄与しないどころか、SARS-CoV-2 に対して「集団免疫圧力」をかけることになる。そのため、ワクチン接種を高度に進めた国ほどウイルスの感染伝搬を制御できなかった。オリジナルの武漢株 S タンパクに対して「集団免疫圧力」をかけ続け、ウイルスの自然選択を促進した結果、驚異的かつユニークな変異株（すなわちオミクロン初期株）が発生し、ワクチン由来の潜在的中和抗体の中和能力は劇的に低下した。その結果、立体的免疫再集中を可能にするワクチン・ブレークスルー感染が引き起こされ、いまや、複数の、より感染性が高いオミクロン子孫変異株が同時選択され、同時流行している有り様である。これらのオミクロン子孫変異株に対しワクチン由来の潜在的中和抗体はまったく無効であるため、新たなワクチン・ブレークスルー感染が誘発されている。つまり、ウイルスの病原性を抑制している抗体（すなわち、多反応性非中和抗体）からの免疫逃避へと向かっているのだ。

　SARS-CoV-2 の複雑な進化のダイナミクスを支え、前例のない方法でこのパンデミックの経過を形作っているのは、ただ一つの自然界の力である。この力は、人類の介入に関わりなく存在し、以下のようにダーウィンの理論の重要な概念の 1 つとして示されている。

　過酷な環境下で競争上有利な変異体は、自然選択されて繁殖し、主流になる。適応進化の段階にかかわらず、感染性生物の複製・伝達能力に対する圧力が高まると、より高いレベルの「適応度」を示す変異体が自然選択され、拡大することになる。これをウイルスに当てはめれば、感染性が増強するということになる。

　ウイルスが、高度にワクチン接種された集団が及ぼす大規模な体液性免疫圧に適応する一方で、ワクチン接種を受けた個体は、獲得免疫応答を成熟させる。しかし、SARS-CoV-2 ウイルス（および急性自己限定性感染〔自己限定性（self-limiting）感染症とは、

大部分が自然回復する感染（症）を指すが、重症化しない、あるいは、重症化した場合にも医療は必要でない、ということではない〕を引き起こす他のウイルス）に対する免疫適応の自然経過には、細胞性自然免疫系のエピジェネティック適応（自己を中心とした自然免疫エフェクター細胞の機能的リプログラミングを含む）も含まれる。これは特に、感受性宿主が変化した（例えば、「より感染性の高い」）環境条件に繰り返しさらされる状況に当てはまる（文献51、52）。複製可能なウイルスを含まないCOVID-19ワクチンは、獲得免疫反応のみを誘導する。しかし、ワクチンによって誘導される抗体が完全に成熟する前に、接種者がSARS-CoV-2（および急性自己限定性感染を引き起こす他のウイルス）にさらされた場合には、獲得免疫だけではウイルスに上手く対処するには不十分である。このような状況は、一般に、ウイルスのパンデミック時にワクチン接種キャンペーンが開始された場合に起こる。

　ワクチンによって誘導された抗体の成熟が進んで、最終的に、もともと流行していた系統（すなわち、武漢型）に対する最適な中和能力を獲得したとしても、その親和性成熟はウイルス感染力に対する集団レベルの免疫圧の低下にはつながらなかった（すなわち、高度にワクチン接種された集団の感染率が低下することはなかった）。これは、ワクチンによって誘導されるウイルス株特異的S抗体が本格的に成熟するまでに、より感染性の強い別の変異株が、すでに選択され、主流となって流行していたためである。親和性成熟した抗体は特異性が高いため、一つあるいは複数の受容体結合ドメイン関連中和エピトープ（固有感染性を高めるものとともに）の変異を追加進化させた新たなSARS-CoV-2変異株に対する中和力はさらに低下した。こうして、ウイルスに対する「集団」免疫圧力は、オミクロン初期株の選択と蔓延を促進するのに十分なレベルまで上昇した。

オミクロン初期株は、高度にワクチン接種された集団で広範に
ワクチン・ブレークスルー感染を引き起こし、状況をさらに悪化
させた。前述したように、ワクチン・ブレークスルー感染によっ
て、（第1段階、第2段階の立体的免疫再集中を介して）集団レ
ベルの免疫圧が急速に、しかし短期間、低下する2つのエピソー
ドが生じ、その後には、急激な免疫圧力の増加（第1段階、第2
段階の立体的免疫再集中、および、感染性の強いオミクロン子孫
株の同時出現の後）、または、より緩やかな増加（変曲点Cの後）
（図6）が続くことになった。

　ウイルス感染性に対する集団レベルの大規模な、高い免疫圧が、
現在観察されている高感染性のオミクロン子孫株の同時流行を可
能にしたと考えられる。これらの子孫株は、高度にワクチン接種
された集団において、ウイルスの病原性に対する大規模免疫圧
の発生とその増加に寄与している。このため、SARS-CoV-2 には、
十分な O 型糖鎖変異を進化させた変異株を生み出し、選択する
十分な機会がもたらされた。十分な O 型糖鎖変異を備えること
によって、抗体非依存性重症 COVID-19 疾患増強を引き起こす
のに十分な閾値を越えて増大する集団レベルの免疫圧から逃れる
ことが可能となる（3.4 章、3.4.1 章、および 4.2 章）。

2.2.　ウイルス（急性自己限定性感染症の原因ウイルス）は、常に、宿主の獲得免疫系がウイルスに及ぼす免疫圧力に先んじる。

　このパンデミックのオミクロン前の時期においては、中和抗体
の親和性成熟の効果に対抗するために、ウイルスは免疫逃避戦略
を進化させる必要があった。そのため、免疫系はその中和抗体反
応の照準を**低親和性**抗体に変え、短期間の免疫防御効果を得るこ
とができたが、ウイルスの感染力に対する集団レベルの免疫圧を
急速に増大させることになった。これは、ワクチンが誘導した潜
在的中和抗体のウイルス中和能力を劇的に低下させるような方法

で、ウイルスがそのSタンパク質の受容体結合ドメインを変化させた場合にのみ達成されうることである。

オミクロンは、30以上の点変異を組み込み、そのうち15はSタンパク質の受容体結合ドメインに生じた（文献6）。オミクロンは、ワクチン由来の抗体の中和能を十分に低下させることができたため、既存のワクチン由来の潜在的中和抗体をさらに増加させる代わりに、多反応性非中和抗体によるワクチン・ブレークスルー感染を引き起こすようになった（オミクロン前の変異株は「抗原原罪」の概念通り、既存のワクチン由来潜在的中和抗体を増加させた）。多反応性非中和抗体に依存するワクチン・ブレークスルー感染は、既に立体的免疫再集中を経験し、そのため細胞性自然免疫系の訓練が不十分な接種者の増殖性感染率を上げた（図5C）。接種者では子孫ウイルスが高濃度に存在するため、既存の潜在的中和抗体は相対的に低濃度でしかウイルスに結合できず、その結果、S関連免疫優位エピトープを立体的に覆い隠すこととなった。このため、Sタンパク質の、より保存された免疫優勢エピトープに対する低親和性抗体の新規プライミングが促進された。

つまり、オミクロンが選択され圧倒的に拡大したのは、単なる偶然ではなく、ワクチン接種者の割合が増え、高親和性抗S抗体を高力価で獲得したため、ウイルス中和能にかかる「集団」免疫圧力が高まり、ウイルスが進化上の制約を受けることになったからに他ならない（図6 ❶）。オミクロン初期株がもたらした中和抗体の能力の劇的な低下は、（多反応性非中和抗体を介した**ウイルス感染性の増強**により（図2、図4、図8））ワクチン接種者をより感染しやすくし、高度にワクチン接種された集団で多反応性非中和抗体を介したワクチン・ブレークスルー感染を広範囲に引き起こすための要件を満たした。これらのワクチン・ブレークスルー感染は、体液性免疫反応を、高力価の高親和性変異株特異的抗S潜在的中和抗体から、相対的に低力価の、広範に機能す

る低親和性抗S特異抗体へと移行させた。

　以上のことから、オミクロンの登場により、進化の勢いが加速され、オミクロン由来の変異株の幅が広がったことが理解できる。オミクロンは、免疫逃避を最大限とすることで、ウイルスの生存に最適な条件を確保した。それには、接種者の重症化防止も含まれる（**多反応性非中和抗体を介した**重症化の抑制（図10））。

　要約すると、進化的な変化により、ウイルスは、標的となるエピトープの種類（すなわち、優勢または劣勢）および、免疫圧力の原因となるワクチンの種類に関係なく、S関連エピトープに対する集団レベルの免疫圧力に迅速に適応できるようになった。mRNAワクチンでは、立体的免疫再集中を引き起こすのに必要な閾値が低いため、この進化が加速される（図1）。

　集団ワクチン接種を強化・拡大すれば、接種者の免疫系が「ウイルスに先んじる」ことができると主張する人々は、進化生物学の最も基本的な原則さえ理解していない。進化生物学は、全く逆のことが当てはまることを明確に教えている！

オミクロンの進化の方向は、抗体依存性感染性増強から抗体非依存性病原性増強へ移りつつある。

3.1. 新たに出現しつつあるオミクロン由来変異株が、病原性を高める方向に進化するのはなぜか、また、この重大な病原性の変化に達するまでに、これまでよりも多くの時間を要するのはなぜか。（図6A、B、C、D）

中和能力が著しく低下した既存の抗S抗体（潜在的中和抗体）は、初期オミクロン系統のS関連免疫優勢エピトープに結合する。すでに述べたように、既存の潜在的中和抗体がそのS関連免疫優勢エピトープに結合することで、ウイルスの凝集が促進されると推測される。これにより、Sタンパク質のN末端ドメイン内の保存された感染増強部位が、これらの（弱い）ウイルス凝集体の表面に多量体パターンを提示し、それによって、N末端ドメインに低親和性で結合するTh非依存性[27]多反応性非中和抗体を誘導するようになる。N末端ドメイン内の保存された抗原部位への多反応性非中和抗体の結合は、多反応性非中和抗体を介したワクチン・ブレークスルー感染を誘発し、下気道を含む遠隔臓器内のウイルス感受性細胞のトランス細胞融合を抑制しながら、トランス感染を阻害すると考えられる[28]。これはウイルスの病原性を抑制するメカニズムの1つとして知られている（文献5、39-41）。接種者が、もはや立体的免疫再集中を介した短期間の増殖性感染からの防御メカニズムによって守られていないにもかかわらず、依然として重症化から保護されている理由もこれで説明できる（図10）。

オミクロンに由来する一連の新しい免疫逃避変異株は、感染性増強変異の組み合わせを共通して持ち、本質的に高感染性である。そのような変異株に接種者が抗体非依存性にブレークスルー感染（ワクチン・ブレークスルー感染）して増殖性感染に至った場合、子孫ウイルスの産生率が高くなり、より炎症が強まる。このことが、上気道をパトロールする遊走性樹状細胞の表面に子孫ウイルスが吸着する引き金になると考えられている（文献39）。これら

の樹状細胞に吸着したウイルス粒子が多反応性非中和抗体と結合することで、一般に重症化の兆候とされるトランス細胞融合と膜融合性（合胞体形成）を防ぐことができるという *in vitro* での研究結果がある（文献39、48、49、55）。

抗体**非依存性**ワクチン・ブレークスルー感染の後、移動性樹状細胞の表面への子孫ウイルス粒子の吸着が促進され、遊離の子孫ウイルス粒子の濃度が低下すると仮定することは妥当であろう。したがって、上気道で感染した上皮細胞から放出される遊離の「高感染性」ウイルス粒子は、多反応性非中和抗体**依存性**ワクチン・ブレークスルー感染の後に産生される「低感染性」子孫ウイルス粒子と比較して、相対的に**高濃度**の既存の潜在的中和抗体と結合することになる。既存の潜在的中和抗体が遊離子孫ウイルス粒子に十分に結合できるため、もはや（多反応性非中和抗体依存性ワクチン・ブレークスルー感染の場合のように）立体的免疫再集中が起こることはなく、**子孫ウイルス**の弱い凝集体形成が促進される。これらの弱いウイルス凝集体は、Sタンパク質のN末端ドメインを多量体として提示して多反応性非中和抗体の産生を刺激すると同時に、抗原提示細胞に潜在的中和抗体に結合したウイルス集合体がふんだんに取り込まれることとなる。

抗原提示細胞へのウイルス取り込みが促進されると、MHCクラスI非拘束性の細胞傷害性Tリンパ球（NK-CTLと考えられる）によるウイルス感染細胞の排除が促進され、有症状性のワクチン・ブレークスルー感染からの回復を促進すると同時にウイルス排出が減少する[29]（文献42）（図10、図11）。しかしながら、抗原提示細胞へのSARS-CoV-2の過剰な取り込みは、他の抗原の提示を抑制するため、他の病原体に向けられた免疫エフェクターB細胞やT細胞のプライミングまたは呼び戻しを補助するCD4+Tヘルパー細胞の働きを抑制する（文献15）（11.9章）。

Th非依存性多反応性非中和抗体は短命で親和性が低いため、

樹状細胞表面へのウイルス粒子の結合はウイルスの感染性に対し集団レベルの不十分な免疫圧力をかけることになる。そのため、通常は重症疾患に対する、短期間の防御効果のみをもたらす（図10）。しかし、（高感染性のオミクロン子孫変異株の同時流行を契機として）多反応性非中和抗体依存性ワクチン・ブレークスルー感染が多反応性非中和抗体非依存性ワクチン・ブレークスルー感染に置き換わると、高感染性変異株への曝露時の、移動性樹状細胞の表面への子孫ウイルス粒子の吸着率が比較的高くなる可能性が高い。通常であれば、これによって多反応性非中和抗体を介したウイルスの病原性に対する免疫圧力が急速に高まるはずである。しかし、多反応性非中和抗体による免疫圧力の増加は、抗体非依存性ワクチン・ブレークスルー感染に伴う多反応性非中和抗体の産生増強によって緩和されると思われる（上記参照）。これにより、ワクチン接種率の高い集団において、ウイルスのトランス感染性／ウイルス病原性に対する多反応性非中和抗体を介した集団レベルの免疫圧力の上昇速度は緩やかなものとなり、その結果、より病原性の高い O 型糖鎖変異株を生成するための十分な時間が提供されることになる。より病原性の高い変異株の選択により、SARS-CoV-2 はウイルスの病原性に対する選択的な免疫圧力の増加から逃れる能力を徐々に向上させていく。

3.2. 接種者の発症防止効果が高まっていることは、決して良い兆候ではない。

　上述のように、高感染性の免疫逃避変異株による増殖性感染は、子孫ウイルスの産生量を増加させる。しかし、ワクチンで誘導される多反応性非中和抗体の力価が十分に高い限り、ウイルス産生量が増加しても、ウイルス感染細胞の細胞傷害性 T リンパ球による排除を促進する、組織常在性樹状細胞／抗原提示細胞への遊離 SARS-CoV-2 ウイルス粒子の取り込みの増加によって、ウイ

ルス排出量は減少し、疾患症状の軽減が促進されるだろう。

　したがって、同時流行している高感染性変異株への再曝露は、今のところ、ワクチン接種者を重症化から守るだけでなく、発症からも完全に守っている（図11）。しかし、ウイルスの排出と疾患症状が着実に減少していることは、ウイルスの病原性に対する集団レベルの免疫圧力が着実に高まっていることと表裏一体である。

　現在、同時流行している高感染性オミクロン子孫株の拡大は、高度にワクチン接種された集団において、多反応性非中和抗体を介したウイルスの病原性に対する免疫圧力の増大を引き起こしていることを認識すべきである。言い換えれば、ワクチン接種者にとっては、ウイルス排出の減少や疾病に対する防御の向上は、ウイルスのトランス感染性／病原性に対する多反応性非中和抗体を介した免疫圧力の増強と必然的に結びついており、今や悪い兆候となっているのである。.

3.3.　なぜ高度にワクチン接種された集団では、ウイルスの排出量ではなく、病原性に対して不完全な免疫圧力がかかるようになったのだろうか。

　MHCクラスⅠ非拘束性T細胞はウイルス（すなわち、ウイルス感染細胞）を殺傷する能力が非常に高いので、ウイルス排出に対する免疫圧力は働かない、つまり、どんな変異株もこの細胞溶解性免疫機能を回避することはできず、そのような変異株は選択されない。言い換えれば、高感染性オミクロン子孫株にさらされた高度にワクチン接種された集団が、MHCクラスⅠ非拘束性T細胞の活性化を担う、保存されたユニバーサルな細胞傷害性Tリンパ球（CTL）ペプチドに細胞性に免疫圧力をかけることはできない（文献5、42及び43）。このユニバーサルペプチドは、NK-CTLの標的として増殖性感染した宿主細胞の除去を可能と

するだけでなく、NK 細胞の標的でもある。NK 細胞はウイルス感染の初期段階（すなわち、ウイルス子孫の複製が行われる前）において、急性自己限定感染を引き起こすウイルスに感染した宿主細胞を殺すことができる（ボッシュ、私信／未発表研究データによる）。

　変異したユニバーサル CTL ペプチドを持つ変異株の自然選択と拡大は、感染の段階にかかわらず、免疫系がウイルス感染を制御することを妨げるので、破滅的であろう。このような突然変異が起これば、集団の免疫状態（すなわち、免疫学的に未経験であるか、細胞性自然免疫あるいは体液性獲得免疫記憶が刷り込まれているか）に関係なく、SARS-CoV-2 はパンデミックの間に、普遍的にその宿主集団を殺すことができることになる[30]。つまり、この MHC クラス I 非拘束性ペプチドは、SARS-CoV-2 や他のコロナウイルスにとって極めて重要であり、コロナウイルスを急性**自己限定性**感染にとどめる鍵である（そして、パンデミックの自己限定性そのものを決定している）。したがって、ウイルスが生き残るためには、（ウイルス感染細胞の細胞溶解性殺傷力の増強や、潜在的中和抗体とウイルス粒子との複合体の抗原提示細胞への取り込みの増加による）ウイルスの排出量の減少を、自然選択の対象となりうる別のウイルスの特性に対する集団レベルの免疫圧で補う必要がある。

　先に説明したように、ウイルス排出の減少と、（多反応性非中和抗体が樹状細胞に結合したウイルスに吸着することによって制御される）ウイルスのトランス感染性／病原性に対する集団レベルの免疫圧力の増加は、どちらもウイルス固有の高感染性と切り離すことができず、両者は互いに結びついている。したがって、高度にワクチン接種を行った集団で接種者の疾患に対する防御力が増している現状は、多反応性非中和抗体によるウイルス病原性に対する免疫圧力が次第に増加している状況と説明できるのであ

る。

3.4. 強毒性へのシフトは、今やウイルスの生存を確保するための課題になっている。強毒性変異株の出現は、ワクチン接種率の高い国やパンデミックの進展にどのような影響を及ぼすのだろうか。

　抗体非依存性ワクチン・ブレークスルー感染の繰り返しは、ウイルス排出の減少を伴うと考えられるので（3.2章および3.3章）、ウイルスは、最終的に、その生存を確保するために壮大な作戦を行う必要に迫られるだろう。高度にワクチン接種された集団の感染伝搬率が、ウイルスの生存を制限するレベルまで低下し[31]、SARS-CoV-2 を集団的に脅かしているので、ウイルスの S タンパク質は、変異 S 非特異的多反応性非中和抗体のウイルスのトラ・ン・ス・感染性／病原性に対する抑制効果に対抗できるような形態に移行する必要があるだろう。

　ウイルス表面に発現するタンパク質の糖鎖プロファイルの変化は、ウイルスの病原性を高めることができるため、ウイルスの複製を継続させるために SARS-CoV-2 がとりうる最後の手段となる。私は以前、ウイルスの病原性／ト・ラ・ン・ス・感染性に対するブロックを解除するために、より広範囲な S 関連 O 型糖鎖プロファイルを持つ変異株が選択されると予想した（文献5）。

　高感染性変異株が流行し始める前には、ウイルスは接種者の免疫系が、**より保存された**、異なる S 関連ドメインに免疫圧力をかけるように仕向けることで、大規模な免疫逃避を促進させたのである。多反応性非中和抗体依存性ワクチン・ブレークスルー感染は立体的免疫再集中を可能にし、その結果、新たにプライミングされた低親和性抗体が免疫逃避の幅を広げ促進させた。抗体非依存性ワクチン・ブレークスルー感染を引き起こすことで、感染性の強いオミクロンの子孫は、現在、S タンパク質の N 末端ド

メイン内に存在するさらに保存された抗原部位に対する免疫圧力を高めている（文献5）。

しかし、ワクチン接種を受けた人によるウイルスの排出が大幅に減少しているため、ウイルスはその生存を確保するために新しいアプローチを選択しなければならない。理想的には、そのアプローチでは、人口のかなりの部分でウイルスの毒性を解放する必要がある。

しかし、集団の規模が急激に縮小するとウイルスが生存できなくなるため、ウイルスの毒性が増加しても（理想的には）集団の急激な縮小は回避する必要がある。強毒性系統の影響を受ける集団が小さければ小さいほど、そして症例致死率の増加が遅ければ遅いほど、集団は十分かつ適時に補充され、（十分なウイルス感染伝搬がないことによってウイルスを絶滅に追いやるのではなく）集団免疫によってウイルスを制御できる可能性が高くなる[32]。

しかし、ワクチンを大量に接種した集団の場合、集団レベルの免疫圧力は最終的に非常に高いレベルにまで上昇する可能性がある（図6黒色の曲線を参照）。免疫圧力が、強毒性変異株（高度に糖鎖化されたO型糖鎖結合部位変異をもつと推定される）を解き放つのに十分な閾値を超えると、死亡率が突然、急傾斜で上昇するようになる。このため、集団免疫の形成が十分に行われないことになる。

死亡の加速度的な上昇は、感染伝播を減少させる能力という点では集団免疫に代わるものであるが、ウイルスの生存を保証するものではない。さらに、高度にワクチン接種を行った国では、パンデミックの間、ウイルスに曝され続けたため、細胞性自然免疫系の訓練が不十分な（非接種）者はごくわずかであり、ウイルスの無症状性伝搬者として機能しないであろう。これらを総合すると、抗体非依存性の重症疾患の大波によって、強毒性免疫逃避変異株は急速に根絶される可能性が非常に高い。そうなれば、免

疫逃避のパンデミックは終焉を迎える。本書では、このような高度に糖鎖付加されたS関連O型糖鎖結合部位に変異を持つ免疫逃避型変異株を、HIVICRON（highly virulent Omicron-derived variant）と呼ぶ。HIVICRONは、潜在的中和抗体に対する耐性と、高度にワクチン接種された集団において広範な抗体非依存性重症COVID-19疾患増強を引き起こすのに十分な高い病原性を特徴とする新しいオミクロン由来変異株の別名と考えてほしい（3.4.1章）。

3.4.1. ウイルスは、Sタンパク質のO型糖鎖修飾をどのように利用して、より毒性の強い形態に移行していくのだろうか？

　抗体非依存性ワクチン・ブレークスルー感染を引き起こすことで、ウイルスはワクチン接種者の免疫系の、ウイルスのトランス感染性に対する「免疫学的ブレーキ」を受動的に解除させる。したがって、立体的免疫再集中を介した免疫逃避の場合とは異なり、ウイルスはワクチン・ブレークスルー感染を引き起こして、ウイルスの再生産に免疫圧力をかけるような新しい抗体反応を引き起こす必要がない。

　免疫逃避性のO型糖鎖変異株がどのように選択されるかは、まだ明らかにされていない。私の理解では、その免疫的選択は次のように行われる。

　まず、ウイルスの感染性が高まると、ウイルスの増殖速度が速まり、子孫ウイルスの濃度が高くなる。このことは、より多くの子孫ウイルスが、たまたま変わったO結合型糖鎖プロファイルを持つS変異体のタンパク質で飾られる可能性があることを意味する。ウイルスに感染した細胞では、ウイルスタンパク質がゴルジ体を通過する際に多くのO結合型糖鎖が付加されることがよく知られている。さらに、ウイルスの糖タンパク質のアミノ酸変異だけでなく、これらのウイルス糖タンパク質がウイルス感染

細胞内で翻訳後修飾（例えば、N型糖鎖化の変化）される過程で、それぞれのO型糖鎖の分布に変化が生じることが考えられる（文献7、8）。

SARS-CoV-2固有の感染性の増強が、他のO型糖鎖コア（すなわち、コア1型以外のO型糖鎖；文献9）の生成を促進し、その結果、Sタンパク質のO型糖鎖プロファイルがより拡張され多様なものとなり得るかどうかは、今のところ不明である。しかし、より感染性の高い変異株が *in vitro* で病原性を高めることが既に報告されていることから、これは事実であると考えられる（参考文献47‐50、56）。ウイルスタンパク質、特にSタンパク質のNおよびO型糖鎖修飾が、どのように宿主免疫系を破壊し、特に多反応性非中和抗体による病原性の抑制を可能にするかについては、以前に説明した（文献5）。

しかし、単一のS関連の強毒性多反応性非中和抗体回避型O型糖鎖変異株[33]（HIVICRON）の大規模な選択が起こりうるのは、多反応性非中和抗体によるウイルスのトランス感染抑制に対する免疫圧力が集団的に高まった場合のみである（図6D、図9D）。

免疫圧力が、共存する複数の変異株に対してではなく、単一の変異株に作用する方が、強毒性SARS-CoV-2変異株を解き放つのに十分な閾値以上に集団レベルの免疫圧力を高めるためには、より効率的である。このことから、私は、O型糖鎖変異が、現在、単一のオミクロン子孫株の選択と支配的な伝播を促進していると考えている。私の仮説は、次のような観察と考察に基づく。

XBB系統は、感染性の強いBA.2由来の亜系統の組換えによる変異株であり、*in vitro* における病原性の増強と固有感染性の低下が報告されている（文献47、56）。もし、以前の論考で述べたように、病原性の増強がO型糖鎖変異に起因するとすれば（文献5）、ウイルスの感染性の低下は、Sタンパク質の受容体結合ドメインの（O型）糖鎖付加の増強による宿主細胞侵入の立体障

害で説明できる。もしO型糖鎖付加がウイルスの侵入を妨げるのであれば、新しい免疫逃避型ウイルスがその固有の感染性をさらに損なうことなく、より強毒化するために、特定のS関連O型糖鎖プロファイルが必要となるかもしれない。このような適切なO型糖鎖結合部位変異を組み込んだ新しい変異株（例えば、XBBまたはBQ.1由来）は、進化適応上の優位性を獲得し、したがって選択されて優勢に増殖するだろう。XBB.1.5の場合がそうなのかもしれない。XBB.1.5は現在、ワクチン高接種国において他の変異株を次々と凌駕しているようである。特定のO型糖鎖変異株が選択されると、より病原性の強い変異型の流行が順次拡大する可能性がある（図6の黒実線および図9の黒破線参照）。

　ウイルスの病原性に対する集団レベルの免疫圧力に差があれば、異なるレベルの固有病原性のウイルス変異株が選択されると考えるのは妥当なことである（図6）。

　ワクチン接種率が低く、mRNAワクチンの使用が限られている国や地域では、ウイルス病原性に対する集団の免疫圧力のレベルが、現在主流となっているXBB.1.5の系統を強毒性変異株に移行させるには十分でない可能性がある．言い換えれば、S関連O型糖鎖結合部位変異の糖鎖付加だけでは、XBB.1.5が集団からの免疫圧力を突破し、死亡率の急上昇を引き起こすには十分でない可能性があるのだ。したがって、ワクチン接種率の低い国や地域では、入院は多くても死亡は少なく、重症化が長引く可能性がある。そのような国や地域では、遷延性のCOVID-19による慢性消耗性疾患の発生率が高くなるおそれがある。

　一方、ワクチン接種率が高い国・地域では、特にmRNAを用いたワクチン接種によって高接種率が達成された場合、集団レベルの免疫圧力は、最終的には高度に糖鎖付加されたO型糖鎖結合部位変異を備えたXBB.1.5由来変異株の選択のきっかけになるほど高い水準に達するかもしれない。このような変異株（すなわ

ち HIVICRON）の毒性レベルは、突如として抗体非依存性重症
COVID-19 疾患増強の急増を引き起こし、それによって集団がウ
イルスの毒性に及ぼしていた免疫圧力を消滅させてしまうほど高
いものとなるだろう。

　強毒性変異株が広く拡散することはない。集団レベルの免疫圧
力が HIVICRON を解き放つのに十分な閾値を超えるのに必要な
時間にもよるが、抗体非依存性重症 COVID-19 疾患増強の波は
ワクチン接種の進んだ国では独立して、異なるタイムポイントで
発生すると思われる。

　in vivo におけるウイルスの毒性に対する集団レベルの免疫圧
力の迅速かつ急激な低下（図 6 D）は、高度にワクチン接種され
た集団の急速かつ大幅な減少を伴うであろう。このような集団規
模の縮小は、ウイルスの伝搬を大幅に減少させ（症例致死率に依
存するが）、集団の残りの大部分（主に非接種者であるが、それ
だけではない）が強いウイルス排除能力を獲得していることから、
ウイルスは根絶されると考えられる（既述）。

　要約すると、集団レベルの免疫圧力が十分に高まって
HIVICRON が選択される前に、多反応性非中和抗体力価が *in
vivo* における病原性を中和するための最適閾値を下回り始めた
接種者集団が増え始めると、重症化に対する防御力を弱める「よ
り病原性の高い」S 関連 O 型糖鎖変異株を進化させる可能性が
ある。現在、ワクチン接種率の高いいくつかの国で観察されてい
る入院の増加傾向はこれによって説明されると思われる。

　集団全体における多反応性非中和抗体力価がこの最適な閾値を
下回らない限り、強毒性 O 型糖鎖変異株（HIVICRON）は選択
されず、ウイルスはまだワクチン接種者の *in vivo* での病原性中
和能を**大規模**に突破することはないだろう。しかし、接種者集団
の大部分でワクチンによる抗体力価が低下し始めると、ウイルス
の毒性に対する集団レベルの高い免疫圧力を発生させる条件が満

たされる可能性がある。これがHIVICRONの選択の引き金となり、ワクチン接種者ではウイルスの毒性が一気に解放され、抗体非依存性重症 COVID-19 疾患増強[34] の爆発的な発生が予想される。

　以上のことから、現在観察されている（ワクチン接種率の高いいくつかの国での）入院率の増加は、ワクチン接種率の高いいくつかの国を間もなく襲うであろう、抗体非依存性重症 COVID-19 疾患増強という大波の前兆に過ぎないのかもしれない（3.4.2. 章）。

3.4.2.　なぜ、高度にワクチンを接種した国は、公衆衛生上の大惨事を避けられないのだろうか？

　多反応性非中和抗体による集団レベルの免疫圧力の上昇が急であればあるほど、重症化が増強された症例が爆発的に増加し、ワクチン接種率の高い集団を襲うと予想される。ワクチン接種率やブースター接種率、ワクチンの種類、ワクチン戦略にもよるが、抗体非依存性重症 COVID-19 疾患増強の非同期的な波がいくつかの高接種国で別々に発生すると私は予想している。

　抗体非依存性重症 COVID-19 疾患増強の最初の波は、国民に急速かつ大規模にワクチンを接種したが、その後ブースター接種を繰り返すことをほとんど控えた国々で始まると考えるのが妥当であるが[35]、繰り返しブースター接種を行った国の人々が、その後数週間または数ヶ月以上の間、同様の抗体非依存性重症 COVID-19 疾患増強の「津波」を免れるということはないだろうと私は考えている。オリジナルの武漢株やオミクロン株に適応したＳ抗原を継続してブースター接種すれば、接種直後はウイルスに再曝露しても、多反応性非中和抗体力価が最適な閾値以下に低下することはまずないだろう[36]。しかし、広範囲にワクチン・ブレークスルー感染が発生すれば、抗原提示細胞へのウイルス取り込みを「促進」することは間違いない（図 11）。したがって、ワクチン・ブレークスルー感染の反復は、抗原提示細胞へのワク

チン抗原の取り込みをますます妨げ、CD4+Th 細胞の呼び戻しを妨げることになる。つまり、現在の高感染性オミクロン子孫株の蔓延は、接種者の免疫系が記憶を迅速に「呼び戻す」能力を急速に消滅させ、「抗原原罪」すら起こさなくなっているということだ。

　ウイルス感染を抑制するために、大規模な感染予防策や隔離を実施する国や地域であっても、爆発的な症例致死率の上昇を防止、または軽減することはできないだろう。なぜなら、高感染性のオミクロン変異株が現在、すべての高度にワクチン接種された集団で流行しており、ワクチン接種者は（**抗体非依存性**ワクチン・ブレークスルー感染によって）その免疫状態にかかわらず、ウイルスの毒性に対して免疫圧力を増大させているためである。ワクチン接種率の高い集団は、高感染性と高毒性とを併せ持った SARS-CoV-2 変異株を集団ごとに独立に産み出し、蔓延させることになる（3.4.1 章）。ワクチン接種率の高い集団はそれぞれ独自に、より強毒な変異株への種を蒔いているのである。したがって、重症化と入院の急増、あるいは抗体非依存性重症 COVID-19 疾患増強の波は、これらの集団で独立して（すなわち、他の国でウイルスがどのように進化し、広まるかに関係なく）発生する。

　したがって、国境閉鎖、渡航制限、感染地域の隔離では、より強毒性の免疫逃避型変異株の広範な破壊的影響を防ぐことはできない。

　同時流行しているオミクロン子孫株に固有の高感染性[37]と、ワクチンのブースター接種への反応でますます「疲弊した」宿主免疫系を考えると、最も厳しい感染予防対策を行ったとしても、病原性に対する集団レベルの免疫圧力が、これまでになく速く高まるのを防ぐには不十分であろう。これらの対策はいずれも、患者死亡の津波を止めることはおろか、軽減することにも成功しないであろう。したがって、私は、ワクチン接種率の高い多くの国で、

間もなく、同じような抗体非依存性重症 COVID-19 疾患増強の波が多発すると予測する。

3.5　これまでのところ、ウイルスによる免疫逃避は、ワクチン接種による重症化予防効果を阻むには至っていない。しかし、ワクチン接種率の高い、いくつかの国で入院率[38]が急上昇していることは、抗体依存性重症疾患増強という津波の始まりを告げているのかもしれない。

　立体的免疫再集中は、初期オミクロン子孫変異株による多反応性非中和抗体依存性のワクチン・ブレークスルー感染や、mRNAワクチンによって引き起こされうる。立体的免疫再集中は、「後期」高感染性オミクロン子孫変異株の爆発的な拡散を引き起こすための、唯一の重要な触媒である。「後期」高感染性オミクロン子孫変異株は、Sタンパク質の受容体結合ドメインに収束する特定の感染促進配列のサブセットを組み込んでいることが報告されている（文献 23）。これらの新しいオミクロン子孫株は、その高い固有ウイルス感染性のために、増殖性感染に先立って多反応性非中和抗体の産生を刺激することはない。その代わりに、細胞性自然免疫系の訓練が不十分なワクチン接種者において、抗体非依存性ワクチン・ブレークスルー感染を引き起こす。（細胞性自然免疫系の訓練が不十分となる原因としては、以前のワクチン・ブレークスルー感染によって立体的免疫再集中が起こったか、mRNAワクチン接種を行ったことが上げられる）。しかし、多反応性非中和抗体依存性および抗体非依存性ワクチン・ブレークスルー感染のいずれも、ワクチン接種者を重症疾患から保護することができた。

　現状は、ウイルス固有感染性の高い新規の変異株が同時流行して独占状態となっている。そのため、ワクチン接種率の高い集団は、ウイルスのトランス感染性、したがってウイルスの病原性に

対して多反応性非中和抗体依存性の免疫圧力を及ぼしている。高感染性のオミクロン由来系統にさらされることで、ワクチン接種率の高い集団では多反応性非中和抗体の病原性中和力が弱まっている。言い換えれば、高度にワクチン接種された集団では、抗体非依存性ワクチン・ブレークスルー感染が中和抗体回避変異株への感受性拡大をもたらす、唯一かつ最大の脅威となっている。中和抗体回避変異株への感受性の拡大によって、ワクチンによって獲得された免疫防御（即ち、重症化抑制）の最後の砦が突破されるのである。

　集団レベルの免疫圧力が十分に高まったとき、細胞性自然免疫系を十分に訓練することができなかった大多数のワクチン接種者が、突然、抗体非依存性重症 COVID-19 疾患増強の餌食となる可能性がある。しかし、それまでの間は同時流行している高感染性変異株の中で「最適でない」S 関連 O 型糖鎖変異を獲得した変異株が拡大し、多反応性非中和抗体による病原性抑制能力が低下した接種者の重症化抑制を弱める（すなわち、より病原性を強める）だけかもしれない。集団が発揮する多反応性非中和抗体を介した免疫圧力が高ければ高いほど、そのような症例の頻度も高くなる。したがって、高感染性のオミクロン由来変異株が出現して以来、高度にワクチン接種を進めたいくつかの国・地域で入院率の上昇が報告されていることは驚くにはあたらない。これらの症例はまだ医療システムを圧倒しているわけではないが、こうした例の急増は、入院と死亡の大波の前兆であり、私は、まもなくいくつかのワクチン接種率の高い地域で、それが独立して起こるであろうと予測している。

3.6.　高感染性オミクロン由来変異株への曝露はウイルス伝搬の機会の減少につながるため、ウイルスは宿主自身の体内で増えるよりほかにない……。

ウイルスのトランス感染はウイルスのトランス細胞融合を引き起こし、ウイルスのトランス細胞融合は合胞体形成（これは一般に病原性／重症化の原因と考えられている）を引き起こす。したがって、ウイルスのトランス感染性に対する不十分な免疫圧力は、ウイルスの病原性に対する不十分な免疫圧力と等価だと結論づけて良いだろう。これにより、高度にワクチン接種を進めた集団が、今や、接種者の訓練されていない細胞性自然免疫系を吹き飛ばし、*in vivo* でより高い病原性を示す新しいタイプの変異株の理想的な繁殖場となっているのだ。

　ウイルスの排出（したがって他のヒト宿主へのウイルス伝播）を大幅に妨げることは、ウイルスの生存に対する深刻な脅威となるため、自然界はギアを切り替えているように思われる。進化の力は、ウイルスの複製を確保するために、ウイルスと宿主との免疫相互作用を再構築しているのである。より高い毒性レベルに進化することで、ウイルスは他の感受性宿主に伝搬するよりも、宿主自身の感受性臓器組織に広がって複製の機会を増す方向にシフトしつつある。これは、死亡率の上昇につながる。コロナウイルスの自然のパンデミックの場合には、症例の死亡と感染経験者が獲得するウイルス排除免疫〔Sterilizing immunity：一般に、殺菌免疫と訳される。ウイルスを含む病原体が宿主内で複製／増殖する前にその病原体を除去する免疫作用のことを言う。そのため、本書ではウイルス排除免疫と訳した〕により、ウイルスの伝播が抑えられ、その結果、集団免疫獲得の速度が上がる。集団免疫によってパンデミックは終了し、その後は、免疫的に未熟な人々（典型的には幼い子どもたち）の間で無症状のウイルス感染が起こるようになる。こうして、**通常は**、ウイルスは絶滅はしないものの、風土病化（エンデミック化）していくのである。ところが、ウイルスの毒性が非常に強く、感染者の生存率があまりに低くなると、感染から生き残った人々だけではウイルスが存続し続けるのに十

分なウイルス伝搬を確保できない。そのためワクチン接種率の高い国で予想されるように、ウイルスが強毒性変異株に進化すれば、ウイルスは根絶される可能性が高いだろう。従って、保健当局や専門家が呪文のように唱えている「ウイルスと共存する必要がある」という主張は、進化生物学の法則に反している。

3.7. 接種者に立体的免疫再集中が起きると、細胞性自然免疫系の訓練はもはや不可能となる。しかし、接種者の中には、細胞性自然免疫系を訓練する能力が維持されている者もある。そのような場合には、非接種者と同程度に、出現しうる強毒性変異株から保護されることになる。

　立体的免疫再集中を引き起こすブレークスルー感染あるいはmRNA ワクチンは、その後の細胞性自然免疫系の訓練を妨げる。立体的免疫再集中を引き起こす事象は、ワクチン接種者にのみ発生する。立体的免疫再集中によって接種者の免疫系は細胞性自然免疫系をバイパスし、立体的免疫再集中を引き起こすワクチン・ブレークスルー感染は高力価の潜在的中和抗体によって生じる。そのため、ワクチン接種によって細胞性自然免疫系の訓練能力が不可逆的に奪われることを防ぐ唯一の方法は、mRNA ワクチンの場合は、ワクチンによる免疫プライミングが起こる前、または、非 mRNA ワクチンの場合は、ブースター接種の前にそれを訓練し、感染後はワクチン接種をしないことだ（図1）。細胞性自然免疫系の訓練が不十分あるいは欠如したままであれば、接種者は、――今のところ――彼らを（重症の）疾患から守っている脆弱／不安定な免疫防御をウイルスが最終的に突破したときに、何の防御も持たないことになる。

　mRNA ワクチンの場合、細胞性自然免疫系の回避が、より容易に起こる。1.2.1 章と 1.2.2 章で説明したメカニズムに基づけば、自然感染後に mRNA ワクチンを接種した場合、たとえ無症状で

あったとしても1回の接種で立体的免疫再集中を誘発し、細胞性自然免疫系の訓練が無効化されうる（図1）。

mRNAワクチンは立体的免疫再集中を促進し、立体的免疫再集中は細胞性自然免疫系の訓練を損ない、その一方で、ワクチン接種率の高い集団における免疫逃避を促進する。したがって、パンデミックの初期に大規模にワクチン接種を進め（すなわち、自然曝露する前に大規模にワクチンを接種し）、主にmRNAワクチンを使用した国が、抗体非依存性重症COVID-19疾患増強の大波に最初にさらされることは明らかであろう。mRNAワクチンしか使用していない国であれば、ワクチン接種率が比較的低くても（例えば50％未満）、抗体非依存性重症COVID-19疾患増強が多数発生してもおかしくはない。なぜなら、mRNAベースのワクチンは、細胞性自然免疫系を訓練しないまま免疫逃避を劇的に促進するからである（ただし、増殖性感染する前に1回だけ接種し、その後接種していない人は除く（図1））。

興味深いのは、ウイルスが細胞性自然免疫系を回避することによって、その免疫逃避戦略を劇的に最適化することができる点である。これは、ウイルス中和能力が不十分なために、多反応性非中和抗体依存性のワクチン・ブレークスルー感染が促されたときに自動的に作動する。細胞性自然免疫系の回避は、子孫ウイルスの産生率を高める。これは、ウイルスの免疫逃避の進化的ダイナミクスを加速し、さらに、その後の細胞性自然免疫系の訓練を妨げる立体的免疫再集中を可能にするために不可欠である。mRNAワクチンは、以前に無症状／軽度で感染した人に立体的免疫再集中を引き起こすことさえ可能である。

初期オミクロン子孫変異株への曝露は、接種者の細胞性自然免疫系の訓練状態に関係なく、多反応性非中和抗体による有症状のブレークスルー感染の引き金となりうる。そのため、オミクロン初期株、または初期オミクロン子孫変異株への曝露によるワクチ

ン・ブレークスルー感染が有症状であるか否かは、多反応性非中和抗体によるブレークスルー感染が立体的免疫再集中を可能にし、したがってその後の細胞性自然免疫系の訓練が妨げられるかどうかの判断材料にはならない。細胞性自然免疫系が回避されているワクチン接種者に、多反応性非中和抗体によるブレークスルー感染が起こった場合のみ、立体的免疫再集中が起こりうるのであり、個人の健康と公衆衛生の両方の観点から予後不良となる（個人の観点では細胞性自然免疫の訓練の不可逆的抑制であり、公衆衛生の観点では大規模免疫逃避となる）。残念ながら、現在のところ、細胞性自然免疫記憶の状態を確実に測定できる有効な測定方法は存在しない。しかし、以下のカテゴリーに該当するワクチン接種者は十分訓練された細胞性自然免疫系を持っていて、ワクチン非接種者の訓練された細胞性自然免疫系と同程度に強毒性変異株から守られる可能性が依然として高い（図1）。

有症状のワクチン・ブレークスルー感染をおこす前のワクチン接種が mRNA ワクチンなら1回だけ、非 mRNA ワクチンなら2回以内の健康な接種者で、ワクチン・ブレークスルー感染発症後は接種していない健康な者。

3.8. 非接種者は、時に初期あるいは後期オミクロン由来免疫逃避変異株に対しナチュラル・ブレークスルー感染を起こすことがあるが、立体的免疫再集中が起こらない。そのため、細胞性自然免疫系を訓練して、感染性の強い、あるいは、より病原性の強いオミクロン由来免疫逃避変異株からの増殖性感染を免れることができる。

　1つまたは複数のオミクロン前の変異株に自然感染した（すなわち、多反応性非中和抗体がない状態の）非接種者では、ワクチンによって誘導されるものよりも少なく、持続性も短い潜在的中和抗体が誘導され、細胞性自然免疫系も訓練された。この2つの

愛読者カード

このたびは小社の本をお買い上げ頂き、ありがとうございます。今後の企画の参考とさせて頂きますのでお手数ですが、ご記入の上お送り下さい。

書 名

本書についてのご感想をお聞かせ下さい。また、今後の出版物についてのご意見などを、お寄せ下さい。

◎購読注文書◎　　　　ご注文日　　年　　月　　日

書　　　名	冊　数

代金は本の発送の際、振替用紙を同封いたしますのでそちらにてお支払いください。
なおご注文は TEL03-3263-3813 FAX03-3239-8272
また、花伝社オンラインショップ https://kadensha.thebase.in/
でも受け付けております。（送料無料）

郵 便 は が き

101−8791

507

料金受取人払郵便

神田局
承認

7148

差出有効期間
2024年10月
31日まで

東京都千代田区西神田
2-5-11出版輸送ビル2F

㈱ 花 伝 社 行

‖‖‖·‖·‖·‖‖‖·‖·‖·‖‖‖‖·‖·‖·‖·‖·‖·‖·‖·‖·‖·‖

ふりがな お名前		
	お電話	
ご住所（〒　　　　　） （送り先）		

◎新しい読者をご紹介ください。

ふりがな お名前		
	お電話	
ご住所（〒　　　　　） （送り先）		

要素の組み合わせにより、多反応性非中和抗体によるナチュラル・ブレークスルー感染の発生がほとんど防がれた（図5B）。

　しかしながら、ワクチン非接種者も、オミクロン前の変異株に増殖性感染した直後にオミクロンに再感染した場合、あるいは初期オミクロン子孫変異株に増殖性感染した直後に感染性の強いオミクロン子孫株に再感染した場合には、多反応性非中和抗体依存性のナチュラル・ブレークスルー感染に罹ることがあった[39]。しかし、既感染のワクチン非接種者に多反応性非中和抗体依存性ナチュラル・ブレークスルー感染が起きても、訓練された細胞性自然免疫系によってウイルス増殖が十分に弱められ、直後の再感染であっても立体的免疫再集中の誘導は抑えられた（図5A）。その結果、ワクチン非接種者の多反応性非中和抗体依存性ナチュラル・ブレークスルー感染は、立体的免疫再集中を引き起こさず、したがって、免疫逃避も起こさず、細胞性自然免疫系を損なうこともなかった（図5Aおよび図7）。したがって、ワクチン非接種者は、ウイルスの固有感染性はせいぜい同程度（文献56）だが、固有病原性はより高い、新しい変異株が出現しても、もはや増殖性感染することはないだろうと私は推測する。ワクチンを接種する前にオミクロン以前の変異株に無症状／軽症で感染した接種者のなかでは、非mRNAワクチンを接種した者のみが、新しく出現する、より感染性の強い、あるいは、より病原性の強い変異株による増殖性感染から同様に保護されると考えられるだろう。

　しかし、mRNAワクチンの接種者がワクチン接種後の早い段階で立体的免疫再集中を経験し、その結果、細胞性自然免疫系が回避される可能性は非mRNAワクチン接種者よりもはるかに高いと考えられる。これは、mRNAワクチンは無症状／軽症感染と相乗的に作用し、感染後、最初の接種時点で立体的免疫再集中を起こすことさえあるからだ。ウイルスにまだ曝露していない場合は、1回のmRNAワクチン接種が、1回の非mRNAワクチン

接種と相乗効果を発揮し、立体的免疫再集中を誘発する可能性がある（図1）。言い換えれば、mRNA ワクチンが立体的免疫再集中を引き起こす閾値は、非 RNA ワクチンよりもずっと低いのである。多反応性非中和抗体依存性ワクチン・ブレークスルー感染（例えば、mRNA ワクチンでブースター接種した者がオミクロンに初めて曝露した場合）が、多反応性非中和抗体依存性ナチュラル・ブレークスルー感染（例えば、ワクチン非接種者が症状のある感染から回復した直後にオミクロンに初めて曝露した場合）よりも軽い症状を引き起こす理由も立体的免疫再集中で説明できる。

　細胞性自然免疫系が回避されることと、ワクチン接種率の高い集団の中で生活することにより、接種者が抗体非依存性重症 COVID-19 疾患増強に罹患する確率が劇的に増加する。

3.9.　高度にワクチン接種を受けた集団ではオミクロンの自然選択が進み、主流となって拡大した。必然的に、急激に免疫圧力が急上昇する一連のイベントが発生し、その結果、短期間に複数の高感染性免疫逃避変異株が同時選択され、同時流行することになった。これら高感染性オミクロンの子孫株は現在、これらの集団で徐々に高まる免疫圧力が閾値を超える一点に向けて、単一の高毒性の変異株（HIVICRON）に向かう自然選択を、少し時間はかかるだろうが、積み重ねている。

　高度にワクチン接種された集団で、大規模な多反応性非中和抗体依存性ブレークスルー感染に続いて新たに出現したオミクロン子孫変異株は、複数の免疫逃避変異に収束し、抗原性および免疫学的特性に重要な変化をとげた（すなわち、S タンパク質のより保存された受容体結合ドメインおよび／または N 末端ドメインに共通の変異サブセットが組み込まれた）。つまり、高度にワクチン接種された集団におけるオミクロンの蔓延は、立体的免疫再

集中を可能にする多反応性非中和抗体依存性のワクチン・ブレークスルー感染を（特に mRNA ワクチン接種者に）広範に引き起こし、大規模な免疫逃避現象をもたらしたのである。

　立体的免疫再集中を可能にするワクチン・ブレークスルー感染、あるいは mRNA ブースター接種による共通の機能性 S 関連ドメインに対する大規模な免疫圧力は、当初、高度にワクチン接種された集団におけるウイルス感染率の急速な、しかし一時的[40]な低下を引き起こしたが、新しい高感染性免疫逃避変異株が出現してからは、感染率が再び上昇した。オミクロンが拡大し始めてからわずか数ヶ月で、高感染性のオミクロンの子孫株の同時流行が始まり、高度にワクチン接種を受けた集団では、ウイルスの感染性に対する免疫圧力が、ウイルスのトランス感染性／病原性に対する免疫圧力へと変化した（図 6）。

　接種者が感染性の強いオミクロン子孫株にさらされると、抗体非依存性ワクチン・ブレークスルー感染が生じて多反応性非中和抗体の産生が刺激されると考えられる。多反応性非中和抗体の産生は、移動性樹状細胞の表面に吸着したウイルス粒子と潜在的中和抗体の複合体ではなく、潜在的中和抗体とウイルス粒子が集合した弱い凝集体によって引き起こされている可能性が高い。（潜在的中和抗体とウイルス粒子の凝集体は、その後、抗原提示細胞によって取り込まれ、それによって細胞傷害性 T リンパ球を介したウイルス排除が可能となる）（3.1 章）。したがって、ワクチンによる潜在的中和抗体の力価が十分に高い限り、これらの Th 非依存性多反応性非中和抗体の濃度は、より多くの人が、より頻繁に、曝露を繰り返すことで集団的に増加し、それによって多反応性非中和抗体を介するウイルスの病原性に対する集団レベルの免疫圧力の増加を遅らせることができると推定できる。このように進化が進むことから、ウイルスが固有のトランス感染性／病原性を劇的に高めて「自身を救う」免疫逃避変異株の選択に至るま

でにはもう少し時間がかかりそうだと考えられる。

　より病原性を増して蔓延する変異株は、「より病原性が強い」O型糖鎖変異を組み込むことで、抗体非依存性ワクチン・ブレークスルー感染によって生じる集団レベルの免疫圧力の増加に適応する可能性が高い。抗体非依存性ワクチン・ブレークスルー感染と、多反応性非中和抗体力価の低下が組み合わさった時にのみ、HIVICRON を解き放つのに十分な閾値を超えた集団レベルの免疫圧力がウイルスの病原性にかかり、抗体非依存性重症 COVID-19 疾患増強の波が引き起こされうるのである。HIVICRON は、それぞれの国や集団で選択され、拡大してきた、元となる病原性の強い系統によって抗原性が異なることも考えられる（例えば、XBB.1.5、3.4.1 章）。しかし、多反応性非中和抗体による免疫圧力の標的は S タンパク質の N 末端ドメイン内の**高度に保存された**抗原部位であるため、この違いは抗体非依存性重症 COVID-19 疾患増強を可能にする、新たな変異株の糖鎖プロファイルや毒性レベルには影響しないはずである。

　多反応性非中和抗体依存性ワクチン・ブレークスルー感染は、ウイルス固有の**感染性**に対する集団レベルの免疫圧力を急激に上昇させるのに対し（第 1 段階および第 2 段階の立体的免疫再集中の後）（図 6 ❷ ❸）、抗体非依存性ワクチン・ブレークスルー感染はウイルス固有の病原性（すなわち、ウイルスのトランス感染性）に対する集団レベルの免疫圧力を徐々に上昇させる（図 6 ❹）。後者の免疫圧力は、**中和抗体**ではなく、**非中和抗体**（多反応性非中和抗体）により発揮される。多反応性非中和抗体依存性ワクチン・ブレークスルー感染は、感染性の強い多様なオミクロン由来変異株の**同時選択**と同時流行を促進するのに対し、抗体非依存性ワクチン・ブレークスルー感染は、オミクロン由来変異株の病原性を、ますます高める一連の選択を促進し、最終的には高度にワクチン接種された集団において独自の強毒性変異株——

HIVICRON ──を選択するに至る可能性がある。

第4章

人々の健康への差し迫った脅威の原因は、集団ワクチン接種にある。WHO、公衆衛生当局、規制機関に対する信頼は失墜した。彼らは何をしたのだろうか？

4.1.　高度にワクチン接種された集団は、増殖性感染に対する集団免疫を獲得するのではなく、ウイルスの感染性に対して集団免疫圧力を行使する。ウイルスの中和性に対する特異的な体液性免疫圧力とそれに引き続く、より広範なウイルス感染性に対する免疫圧力が、複数の高感染性変異株の同時流行という状況の原因となり、高度にワクチン接種された集団においては、いまや、ウイルスの病原性に対して体液性免疫圧力がかかっている。（図6と図9）

　私は以下の事象が起こった／起こると想定している。

　i）SARS-CoV-2パンデミック中に大規模ワクチン接種を実施したことにより、集団は、オリジナルのウイルス系統の特異的感染促進性S関連ドメインに（親和性成熟を果たしていない抗S抗体によって）不十分な免疫圧力をかけた。次いで、主流となった変異株の特異的中和性S関連ドメインに（Sタンパク質の受容体結合ドメインに対し親和性成熟を果たした抗S抗体によって）最適ではない体液性免疫圧力をかけた。

　ii）主流となった変異株の特異的中和性S関連ドメインに対する潜在的中和抗体（すなわち、Sタンパク質の受容体結合ドメインに対する高親和性抗S抗体）による免疫圧力の増強により、非常に中和され難い免疫逃避変異株（すなわち、オミクロン初期株）が急速に自然選択されて主流となった。

　iii）非常に中和されにくい免疫逃避変異株（すなわちオミクロン初期株）が優位に蔓延したことが、オミクロン初期株のウイルス感染性を急激に（多反応性非中和抗体を介して）増大させ、その結果、高度にワクチン接種された集団において立体的免疫再集中を可能にするワクチン・ブレークスルー感染が広範に発

生した。

iv）立体的免疫再集中を可能とするワクチン・ブレークスルー感染が広範に発生すると、より保存された中和性S関連ドメインに対する集団レベルの免疫圧力（第1段階の立体的免疫再集中で誘導された、広範な中和性をもつが低親和性の抗S抗体による）が急激に上昇し、続いて、より保存された感染促進性S関連ドメインに対する免疫圧力（第2段階の立体的免疫再集中で誘導された広範な感染阻害性をもつが低親和性の抗S抗体による）が上昇した。

v）より保存された感染促進性S関連ドメインに対する集団レベルの免疫圧力が急激に増加した結果、高感染性のオミクロン子孫株が急速に同時出現し、同時流行するようになった。

vi）高感染性オミクロン子孫株の同時流行により、Sタンパク質のN末端ドメイン内の高度に保存された多反応性非中和抗体結合ドメインに対する多反応性非中和抗体を介した免疫圧が徐々に増加する。

vii）Sタンパク質のN末端ドメイン内の高度に保存された多反応性非中和抗体結合ドメインに対する多反応性非中和抗体を介した免疫圧の緩やかな増加は、ウイルス固有感染性の増強と固有病原性の増大を併せ持つオミクロン子孫株を順次選択していくと同時に優勢に拡大させ、それによってワクチン接種者の重症化、および入院の発生率を上昇させる。

viii）高度に保存された多反応性非中和抗体結合ドメインに対する、多反応性非中和抗体を介した免疫圧の急激な上昇が、ワ

クチン接種者に抗体非依存性重症 COVID-19 疾患増強を広く引き起こす強毒性変異株（「HIVICRON」と呼ぶ）を選択する引き金となる。

パンデミック時に大規模なワクチン接種を行い、ワクチン接種者が抗体非依存性重症 COVID-19 疾患増強に感染するリスクを高めたことは非難されなければならない。mRNA ワクチンは立体的免疫再集中を引き起こすため、これらのワクチンの大規模接種は免疫逃避を促進し、新たに出現する高感染性変異株の同時流行を助長した。そして、今や、ウイルスの毒性に対する集団レベルの免疫圧力を高めており、そのペースは、ワクチン接種率の高い複数の国で間もなく劇的に加速される可能性がある（図9 黒の点線）。

我々は、高度にワクチン接種を行った国でウイルスが根絶され、免疫逃避パンデミックが終わるのは、制御不能な、大規模な抗体非依存性重症 COVID-19 疾患増強が発生した後のみ、という悲惨な状況にあるのだ。そのような国では、細胞性自然免疫という防御力を奪われたすべての接種者（すなわち、高度接種国の人口の大多数）は、抗体非依存性重症 COVID-19 疾患増強、または少なくとも重症の病気にかかるという高いリスクを負うことになる。

4.2. ワクチン接種率の高い集団では、ウイルスと宿主免疫系の相互作用によって多反応性非中和抗体を介したワクチン・ブレークスルー感染がおこるようになると、新規変異株の免疫逃避が急激に加速した。免疫逃避はもはや止めることができず、行き着くところまで行かざるを得ない。終着駅は細胞性自然免疫の訓練が不十分な者に対する高い病原性の獲得である。

流行するオミクロン変異株の固有の感染性が著しく高まり、抗

体非依存性ワクチン・ブレークスルー感染がウイルスの病原性に対する免疫圧力を高めていることから、ウイルスの進化の軌道を推し進める多反応性非中和抗体の重要な役割は、（オミクロン出現時の）**多反応性非中和抗体依存性ウイルス感染性増強**から、**（多反応性非中和）抗体非依存性重症疾患増強**へと移行した（つまり、現在は強毒性変異株の出現を待っている状態である）（図2、図4、図8、図9）。

　高度にワクチン接種された集団は、感染性の高いオミクロンの子孫にさらされている。彼らは、重症疾患に対する防御を、多反応性非中和抗体に完全に依存しているが、同時に、逆説的であるのだが、細胞傷害性Tリンパ球によるウイルス除去の強化によって疾患症状のコントロールが改善され、ウイルスの排出が抑制されている。しかし、こうした有益な効果は代償を伴う。高度にワクチン接種された集団が、ウイルスの病原性に対する多反応性非中和抗体を介した免疫圧力を（徐々に）高めることなしに、感染性の高いオミクロンの子孫株のウイルス排出量をさらに減らすことはできないのだ。両者のメカニズムは密接に関連している。

　Th非依存性多反応性非中和抗体は半減期が短いため、**感染性の強い** [41] オミクロン子孫株に（再）曝露することが、この良好なバランスを維持する鍵になる。多反応性非中和抗体によるウイルスの感染性抑制のレベルは、多反応性非中和抗体の濃度に依存する。現在の多反応性非中和抗体の濃度が、ウイルスのト・ラ・ン・ス・感染性、ひいてはウイルスの毒性に対して最適でない免疫圧力を集団レベルで及ぼすことになっているのである。最適でない免疫圧力は、まず免疫選択を促し、より病原性の強い免疫逃避変異株を伝播させる。しかし、この免疫圧力が最終的に十分に大きくなれば、潜在的中和抗体に対して高い耐性を持ち、かつ、その高い固有病原性によってこの免疫圧力を無効にできる新しい変異株（すなわち、HIVICRON [42]）が選択され、宿主内で拡散／伝播するよ

うになる。

　集団レベルの免疫圧力が着実に、しかしゆっくりと増大する場合、ワクチン接種を受けた集団の大部分で、多反応性非中和抗体の病原性中和能力を突破するのに必要な閾値に到達しなければ、抗体非依存性重症 COVID-19 疾患増強の大波を引き起こしうる強毒性変異株は選択されない可能性がある。すでに述べたように、これは、より病原性の高い変異株の拡大につながり、一部の高度ワクチン接種国ですでに報告されている重症疾患、および入院の発生率増加の原因となる可能性がある。

　ワクチン接種率およびワクチン由来潜在的中和抗体の力価が高いほど（例えば、それまでの頻回のブースター接種や再曝露の結果として）、抗体非依存性ワクチン・ブレークスルー感染後の多反応性非中和抗体産生刺激は強くなり、ウイルスの病原性に対する多反応性非中和抗体による免疫圧力の上昇は緩やかになる。**免疫圧力の上昇が遅ければ遅いほど、その分、ウイルスは時間をかけて十分な子孫を残し、特定の変異株を生み出すことができる。**時至り、免疫圧力の上昇が閾値を超えるのに十分となれば、集団免疫圧力を突破してＯ型糖鎖変異を持つ強毒性変異株が選択されるのだ。先に述べたように、抗原的に異なる高病原性免疫逃避変異株に由来し、異なる高接種集団を襲ったものであっても、そのような強毒性変異株は同じ特定のＯ型糖鎖結合部位変異を備え利用している可能性が高い。

　ウイルスの病原性に対する免疫圧力が最適でない状態が長く続くと、より高いレベルのウイルス病原性を可能にする、より高密度のＯ型糖鎖結合部位変異を獲得・受容した免疫逃避変異株が順次選択されると考えられる（文献5）。その一方で、ウイルスの病原性に対する免疫圧力の急上昇が遅れて起こる場合、高度にワクチン接種された集団に、抗体非依存性重症 COVID-19 疾患増強を広く引き起こすのに十分な毒性レベルを与えるＳ関連Ｏ

型糖鎖変異を瞬時に選択する可能性が高い（図6黒実線および黒破線）。

　感染性病原体の表面（例えば、ウイルス表面に発現するSタンパク質）に付加された糖鎖構造は、コグネイトTヘルプによる高親和性メモリーB細胞の誘導ができないため、このような糖鎖ベースの置換に対して自然な免疫メカニズムを呼び起こすことはできない。しかしながら、接種者に糖鎖結合型ワクチンを使用することは選択肢とはならない。なぜなら、糖鎖付加されたTヘルプ抗原はコグネイトCD4+Tヘルパーを刺激することができないからである。これは、接種者では、ウイルス侵入口におけるプロフェッショナル抗原提示細胞は、主にMHCクラスI非拘束性の細胞傷害性Tリンパ球を刺激することに関わっているためである。言い換えれば、糖鎖結合型ワクチンを予防的に投与したとしても、これらの新しい変異株のSタンパク質上に発現する糖鎖構造に対する中和抗体反応を誘導することができないため、接種者の保護にはならない。

　多反応性非中和抗体による免疫圧力が集団的にある閾値を超えると、大多数のワクチン接種者におけるウイルスのトランス感染性の遮断を完全に解除することに成功した、毒性の高い変異株の自然選択が引き起こされると仮定するのは妥当である。ウイルスの毒性を特異的に防御する代替手段がない以上、重症疾患を防ぐための最良のメカニズムは、訓練された細胞性自然免疫系である。訓練された細胞性自然免疫系はウイルス排除免疫を提供するため、感染の初期段階でウイルス量を劇的に減少させることができる。したがって、適切に訓練された細胞性自然免疫系は、重症疾患だけでなく、増殖性感染自体さえ防ぐことが出来る。

　結果として、（立体的免疫再集中を可能とする事象のために、訓練が欠如または中断されたために）細胞性自然免疫の維持訓練が損なわれたすべてのワクチン接種者は、抗体非依存性重症

COVID-19 疾患増強の可能性が非常に高くなる。

4.3. 現在流行しているオミクロン子孫株は、すでに毒性を上げているのだろうか？

　新しく出現したオミクロン子孫ウイルスが、*in vitro* でより高い固有病原性を持つことはすでに報告されている（文献 47 – 50）。この結果から導き出されることは、ウイルスの感染性増強に、S タンパク質の（O 型）糖鎖プロファイルの変化が絡んでいる可能性が高いということだ（3.4.1 章）。しかし、*in vitro* での病原性増強作用が（*in vivo* では）多反応性非中和抗体によって十分に抑制されていたため、新たに出現したオミクロン子孫株は、——最近までは——重症疾患につながるワクチン・ブレークスルー感染を広く引き起こすことには成功していなかった。したがって、最終的に重症疾患増強を引き起こすこととなる新しい変異株は、これまで、*in vitro* で、より強毒であることが証明されたものとは（主に［O 型］糖鎖プロファイルに関して）全く異なるものであろう。この原稿を書いている時点（2023 年 1 月初旬）では、一部のワクチン接種が進んだ国（英国やアイルランドなど）で入院率が上昇し始めており、状況は変化しているようだ。これは、同時流行中の高感染性変異株が、*in vitro* での病原性の強化を *in vivo* での病原性の強化に変換し始め、ウイルスの病原性に対する集団レベルの免疫圧力の上昇をなんとか下げようとする高病原性変異株の選択が順調に進んでいることを示しているように思われる。

4.4. 自然はどのようにしてこの免疫逃避のパンデミックを終わらせ、未来の世代のために、大きく乱れたバランスを回復させるのだろうか？

　高度にワクチン接種が進んだ国では、ウイルス感染性の高さと、

より強力な毒性増強性の獲得が相まって、細胞性自然免疫が適切に訓練されなかったワクチン接種者で、抗体非依存性重症疾患増強が多発する結果になる可能性が高い。

　新たに出現した高感染性オミクロン子孫株は、*in vitro* では病原性が高いことがすでに示されているものの（参考文献 47 – 50）、入院や死亡の発生率は、——本稿執筆時点では——ワクチン接種が高度に進んだ集団の大部分でまだかなり低い。これは、ワクチン接種者の平均的な潜在的中和抗体力価が依然として比較的高く、したがって抗体非依存性ワクチン・ブレークスルー感染後の多反応性非中和抗体の十分な（再）刺激が確保されていることによる、としか説明出来ない。言い換えれば、十分に高濃度の多反応性非中和抗体によって、——今のところ——ワクチン接種率の高い国の大多数のワクチン接種者の重症化が防止されているのだろう。しかし、これらの集団の大多数が、ウイルスの病原性に対する免疫圧力を高め、HIVICRON を解き放つのに必要なレベルに達するまでには、おそらく数週間あるいは数ヶ月しかかからないだろう。これが起こるや否や、ワクチン接種の進んだ国や地域で、ワクチン接種者の重症化と死亡の波が非同期的に起こり始めるだろう。このことと、ワクチン非接種者には（十分に訓練された細胞性自然免疫系のおかげで）同時流行する高感染性変異株に増殖性感染しない強い能力があることとが相まって、**SARS-CoV-2 は根絶され、パンデミックは終わるだろう**。

　また、ヒトが接触する機会のあるリザーバー動物（それ自身は集団免疫で守られている）から多様な変異株が大規模に行き来することで、ワクチン非接種者の細胞性自然免疫の訓練が長期にわたって保証される可能性も高い（文献 54）。これは、他の多くの急性自己限定性ウイルス感染症から人々を守るのに役立つかもしれない。病原体と宿主の免疫系の健全なバランスを回復するための自然の摂理は、将来の世代に多大な利益をもたらすかもしれない。

第5章

免疫逃避パンデミックに関する研究は、突
然変異についての切手収集のようなもので、
社会的影響に関する具体的な予測は得られ
ていない。それどころか、語られているの
は免疫学的な無知と主流の見解のみである。

5.1. 科学者たちは、木を見て森を見ずどころか、もはや木さえ見ていないようだ。木には枝がある（つまりスパイクタンパク質には糖鎖がある）ことをなぜ分からないのか？

　この地球上で最も経験豊かな突然変異探索家でさえ、もはや森どころか木さえ見えなくなっているように思われる。科学者たちは、今や、ウイルスのSタンパク質と親和性成熟の途上にある抗体の両方における変異の変化を調べる最も洗練された技術を利用できるようになっている。例えば、高度にワクチン接種された集団において、宿主免疫系がウイルス増殖と伝搬に及ぼしている、集団的な体液性免疫圧力の劇的な変化に対応して進化するS関連変異の最も小さな分子的特徴までも明らかにすることができるのである。

　技術革新が進んでいるにもかかわらず、科学者は進化生物学の基本法則を忘れてしまったようだ。ウイルスの免疫逃避型パンデミックは、進化生物学の基本法則に従えば次のように解釈できる。集団全体がウイルスの**感染性**（例えば、Sタンパク質）に対して免疫圧力をかける限り、自然は、**より感染性の高い免疫逃避型変異株を選択し、それが優勢、または、同時に優勢に拡散する**（それぞれ、集団レベルの免疫圧力が感染性を担うタンパク質の**可変性**エピトープか、**保存された**エピトープのどちらに影響するかによって決まる）。ウイルス固有の感染性が高まると、ウイルスの排出が減少するため、ウイルスは集団にウイルスの・ト・ラ・ン・ス感染性に対し免疫圧力をかけるように誘導する。ウイルスの・ト・ラ・ン・ス感染性／**病原性**に対する免疫圧力の高まりは、最終的に、**より高いウイルス固有病原性と重症疾患を引き起こす能力**（これは、ウイルスが内部臓器へ播種し、増殖することによる）を備えた変異株の選択につながる。

　通常、強毒性変異株による重症化（および死亡）は、細胞性自然免疫系が弱いか、十分に訓練されていない人に起こるので、彼

らの自然死は通常、集団免疫の確立を早める。集団免疫とはウイルスの感染伝播を十分に減少させ、集団における有症状感染を防ぐと同時に、ウイルスの生存を（いくつかの無症状感染によって）確保する。このようにして、急性の自己限定性感染を引き起こす強毒性ウイルスの**自然な**パンデミックは、「自然に」エンデミック状態へと移行するのである。感染性の強い変異株を進化させたパンデミックで決定的に異なる点は、ウイルスの**ト・ラ・ン・ス**感染性に対する免疫圧力が広範に高まる結果、最終的に、**より毒性の強い変異株**が選択され、重症化の発生率が急速に高まり、（重症化が**増強される**ために）死亡することさえある、という点である。これは、ウイルスと宿主間の免疫の、自然な、バランスのとれた生態系が大きくかき乱されたことの現れであり、（増強された）重症疾患の発生が突然、かつ劇的に増加すると、集団に過度の損害を与えると同時に、ウイルスがもはや生存できない程度までウイルスの伝播を抑制することになる。

　科学者、規制当局、公衆衛生当局、そしてワクチン製造業者の最大の弱点は、mRNA ワクチンの初回シリーズ後の（多反応性非中和抗体依存性であれ非依存性であれ）ワクチン・ブレークスルー感染、感染、ブースター接種、あるいは、既に増殖性感染（無症状、有症状いずれであれ）を経験した者に対する mRNA ワクチン接種は立体的免疫再集中を可能にし、従って、ウイルスの免疫逃避を劇的に促進しながら細胞性自然免疫系を麻痺させることを理解出来ないことである。

　彼らは立体的免疫再集中の概念を理解していないため、高度にワクチン接種された集団で起こる立体的免疫再集中による免疫逃避が、最終的に、多反応性非中和抗体による、ウイルスの病原性に対する大規模な免疫圧力の劇的な増大をもたらす結果を評価することができない。ウイルスの**ト・ラ・ン・ス**感染性に対する集団レベルの免疫圧力の増加は、高度にワクチン接種された集団において、

ウイルスに対して多反応性非中和抗体が与える病原性抑制効果を広く回避できるようになるまで、Sタンパク質の選択的適応進化を止めることはないだろう。

　Sタンパク質骨格のディープ変異スキャン（DMS：deep mutational scanning）と、感染未経験者や回復期のワクチン接種者の血清中の潜在的中和抗体の免疫学的特性解析により、**ウイルスの中和性と感染性**に対する免疫圧力の進化動態をモニタリングできるのと同様に、O型糖鎖パターンの変異スキャンとワクチン接種者の血清中の多反応性非中和抗体の免疫学的特性解析により、ウイルスの**病原性**に対する免疫圧力の進化動態を明らかにすることもできるであろう。このようなデータは現在のところ入手できないので、病原性を増強する突然変異が起こる可能性についての私の予測は、*in vitro* での研究による、多反応性非中和抗体を介するウイルスのトランス感染性抑制の推定分子機構と、より高密度な糖鎖付加を伴うO型糖鎖結合部位変異の選択によって、なぜ、どのようにしてSARS-CoV-2がウイルスの病原性に対する多反応性非中和抗体による免疫圧力の増強に適応するかの分子的理解に基づいている。

　主要なオピニオンリーダーや保健専門家は、SARS-CoV-2は病原性が低下し、エンデミックに移行する過程にあると確信しているようであるが、私は、より感染性が強く、強毒性の新規免疫逃避株（「HIVICRON」）[43] が、複数の高度にワクチン接種した集団において、大規模、かつ個別に、抗体非依存性重症COVID-19疾患増強の波を引き起こすと予測している。

　一方、私は、接種者におけるウイルスのトランス感染性の抑制を解除するのに必要なS関連変異は、細胞性自然免疫の維持訓練によって非接種者が高感染性変異株に対して確立した防御に影響を与えないと想定している。ワクチン非接種者の訓練された細胞性自然免疫系は、ウイルス固有の感染性の強弱にかかわらず、

感染の初期段階でウイルス感染細胞をうまく排除し、その結果、有症状の感染を防ぐことができるのである。

5.2.　中和抗体と訓練された細胞性自然免疫系のどちらもない状態でウイルスに増殖性感染すると、重症化が促進される。しかし、接種者が高感染性ウイルスに曝露した場合には、不十分な中和能力しかない潜在的中和抗体が接種者を重症化から守っている。高度にワクチン接種が進んだ集団では、多反応性非中和抗体依存性のワクチン・ブレークスルー感染と mRNA ブースター接種は、その直後、短期間であるが増殖性感染に対する防御をもたらし、その後、疾患に対する防御が延長している。このため、世界中の高度にワクチン接種の進んだ地域で突如として HIVICRON が現れ、広範囲に重症化が引き起こされるようになるという事態を、医学界も社会もまったく想定していない。

　中和抗体を持たず「訓練」もされていない者と、訓練された細胞性自然免疫系を持つ者と、中和能力を欠く高力価の潜在的中和抗体を持つ者が感染性ウイルスにさらされた場合の結果の違いは、多反応性非中和抗体の役割によって説明できる。多反応性非中和抗体は、S タンパク質の N 末端ドメイン内の高度に保存された感染増強部位を認識する（文献 2−4）。その特徴としては短命で多反応性、Th 非依存性であり、中和力の低い中和抗体が比較的高濃度に存在する場合にのみ惹起されることがあげられる。そのため、私は、これらの抗体は、保存された免疫隠蔽性 N 末端ドメイン関連感染増強部位の配列が多量体化することによって惹起されると、仮定している。そのような多重配列は、小さな凝集体となった潜在的中和抗体と SARS-CoV-2 との複合体上に発現すると考えられる。

　ワクチン接種者の多反応性非中和抗体がワクチン・ブレークスルー感染を引き起こし、多反応性非中和抗体依存性のワクチン・

ブレークスルー感染が子孫ウイルスの産生速度を上げるので、潜在的中和抗体は、もはや子孫ウイルスの表面に発現したSタンパク質に十分な濃度で結合せず、プロフェッショナル抗原提示細胞への迅速な取り込みを確保できないと考えるのが妥当である（1.2.3 章）。その代わりに、潜在的中和抗体の結合は、免疫優勢なS関連エピトープを立体的に覆い隠し、それによって立体的免疫再集中を引き起こすであろう。立体的免疫再集中は、異種変異株（すなわち、ワクチンに使用される祖先系の武漢型Sタンパク質とは抗原的に非常に異なる変異Sタンパク質を持つ変異ウイルス）によるワクチン接種後の感染を経験したワクチン接種者に特徴的に起こる。

立体的免疫再集中を可能にするワクチン・ブレークスルー感染（および立体的免疫再集中を可能にする mRNA ワクチン接種）は、（低親和性の、広範に機能する抗S抗体を新規にプライミングすることによって（1.2.4 章及び 1.2.7 章））増殖性感染に対し、短期間の防御をもたらすが、結局、新しい免疫逃避変異株の出現を促進することになる。新たに出現する免疫逃避変異株も同じ免疫優勢S関連エピトープを備えているため、高濃度のワクチン由来潜在的中和抗体[44]と結合する能力を維持し、Th 非依存性多反応性非中和抗体を再刺激する。Th 非依存性多反応性非中和抗体は、その産生が多反応性非中和抗体依存性、または（多反応性）抗体非依存性ワクチン・ブレークスルー感染のいずれから生じたかにかかわらず、ワクチン接種者に重症疾患からの防御をもたらす。

高感染性オミクロン子孫変異株によるワクチン・ブレークスルー感染後、ワクチン由来潜在的中和抗体による遊離子孫ウイルス粒子の捕捉が強化され、高感染性子孫ウイルスが組織内抗原提示細胞にふんだんに取り込まれやすくなった。これにより、ウイルス感染細胞に対する宿主の細胞溶解攻撃が強化され、ウイルスの排出を減少させるだけでなく、接種者の疾患症状を抑制するこ

とができるようになった。

　要約すると、1.2.10章および3.1章で述べたように、高感染性変異株の同時流行によってワクチン接種者が大規模なワクチン・ブレークスルー感染を起こすと、（特にワクチン由来の潜在的中和抗体力価が高い、すなわち、ブーストされた接種者において）樹状細胞に付着しているウイルス粒子に多反応性非中和抗体が吸着されるため、多反応性非中和抗体の濃度が希釈され、これらの抗体産生が（再）刺激されることになる。これにより、高度にワクチン接種された集団は、ウイルス感染細胞の除去を活性化しながら、ウイルスのトラ・ン・ス・感染性／ウイルス毒性に対する多反応性非中和抗体による免疫圧力を上げるのだが、そのスピードは緩徐となる。したがって、ウイルスがワクチン接種者において抗体非依存的に重症化を促進させる準備を進めている一方で、より多くのワクチン接種者が疾患症状の一層の緩和という恩恵を受けているように見えることは、驚くべきことではない。

　だからこそ、私は高度にワクチン接種を進めた国の人々は驚愕すると予測しているのだ。

　一部のワクチン接種率の高い国ですでに観察されている入院率の漸増は、巨大な死の波の前兆に過ぎず、何よりもまず、mRNAワクチンを用いて急速に集団ワクチン接種をすすめ、ブースター接種を繰り返した国や地域が影響を受けると私は予想している。高感染性のオミクロン子孫株は立体的免疫再集中を可能にするワクチン・ブレークスルー感染を誘発せず、もっぱらウイルスの毒性に対する集団レベルの免疫圧力を高めることでウイルスの免疫逃避を促すので、高度にワクチンを接種した国や地域ごとのウイルス免疫逃避の結果の違いは、入院率の上昇と、それに遅れて発生する爆発的な死亡率の上昇が、それぞれの地域でどの時点で発生するか、という点に限定される可能性が高い。したがって、地球規模で見れば、高感染性のオミクロン子孫株の流行が、最終的

には複数の高度にワクチン接種された地域にまたがる、一つの死の「巨大な波（メガウェーブ）」となり、このメガウェーブは、ほんの数ヶ月でそれらの国における免疫逃避パンデミックを終結させるだろうと私は予想している。

5.3. 変異探索家達は、なぜ警鐘を鳴らさないのか？

オミクロン変異株の進化的ダイナミクスがもたらす懸念の大きさから、私は、現在爆発的に増加している新しいオミクロン変異株を「監視」している分子疫学者の解釈や結論に深く失望している。彼らの結論のどれも、個人や世界の健康に対して本質的に意味のある予測をしておらず、そのほとんどが、今後出現する変異株に対してはもはや適用できない、その場しのぎの解釈に終始している。したがって、彼らの結論は社会にとって何の役にも立たない（例えば、「S抗原への長期的、または反復的な曝露によって現在引き起こされている免疫反応は、SARS-CoV-2変異株の出現の、将来の経過とペースに影響を与え続けると思われるが、同時にワクチンによる重症化予防に貢献する」あるいは「（オミクロン由来変異株の）ディープ変異スキャンデータセットによって変異の状況の変化がわかり、継続中のウイルス監視に役立つ」等々）。

膨大な数の突然変異切手収集と、その結果のデータの場当たり的な解釈が、科学者がこの集団ワクチン接種実験の悲惨な結果を認識する上で最大の障壁となっている。彼らの突然変異解析と予測疫学モデリングは、単にその時々の状況を反映しているだけで、突然変異の適応的自然選択を促す免疫学的ダイナミクスを考慮していない。

公開された論文の著者の大多数は、進化する宿主免疫圧力の根本的な原因を理解していないことを認めているにもかかわらず、より大規模なワクチン接種を推奨することに関しては、何の躊躇

もないようだ（例：「異種変異株によるブレークスルー感染後の抗体免疫の進化を理解すれば、次世代ワクチン開発に役立つ」、「急速に進化する疫学状況と新しく現れる変異株のモニタリングは、人々がワクチンをより受け入れるためのプログラムを策定するにあたって非常に重要である」等）。

5.4.　パンデミックの現状を俯瞰してみると、ワクチン接種を高度に進めた国々では、現在、より感染性の強い免疫逃避ウイルス変異株が恐るべき勢いで拡大しており、——集団免疫の獲得どころか——世界規模の健康破局への道を切り開いている。一方、名だたる科学者達や健康分野の専門家達は、免疫学的に無知であると同時に敢えて目をそらしている。

　世界保健機関、主要なオピニオンリーダー、保健専門家、科学者は皆、オミクロン変異株が広がることは喜ばしいことで、ワクチンによる免疫力を高めると説く主流派の説を執拗に支持し、推し進めた。オミクロンの表現型がより穏やかであるため、このパンデミックは急速にエンデミックに移行していくだろう、と言うのだ。これは根本的に間違っている——このような見方がこの免疫逃避パンデミックの進化のダイナミクスと矛盾することを理解するには、根本的な免疫学的メカニズムに深く踏み込む必要さえない。

　〇パンデミックの自然経過において自然感染によって確立される**集団免疫**のようにウイルスの感染率や伝播率を低下させるのではなく、**集団ワクチン接種キャンペーン**は、初期にはウイルス感染率を高め、さらに最近では、抗S中和抗体から逃避する新しい高感染性変異株の出現を招いた。ウイルス感染率の持続的な上昇と、より高い固有感染性への進化は、いずれも自然のパンデミックでは観察されたことのない現象である。これま

でに知られているどのようなウイルス性疾患のパンデミックでも、獲得された中和抗体を回避する変異株が次々に生み出され、優勢、あるいは同時に優勢となって拡大したことなどなかった。これらのことは全て、集団免疫の確立を否定する。

○端的に言って、**免疫逃避パンデミック**で集団免疫ができると主張するのは、**矛盾そのもの**である。

○集団免疫が確立されない以上、パンデミックはエンデミックに移行することができない。

しかしながら、非常に大きな増殖的優位性を獲得して急速に出現した多数の変異株によって、接種者の免疫反応が逃避されていることを明確に証明した複数の論文はある（文献28）。これらの論文は、「エンデミックへのおとぎ話」が成立しないことを裏付けてはいるものの、SARS-CoV-2 が、どのようにして接種者の特異的ウイルス中和抗体を回避する特定の変異株を選択し、それぞれ独立に、同一の高レベル固有感染性を獲得した、複数の新しい免疫逃避変異株が同時流行する状況に至るまで進化したのか、についての科学的・合理的説明はなされていない（図9）。

Sタンパク質の明確なサブドメイン（受容体結合ドメイン関連抗原ドメインであれ、N末端ドメイン関連抗原ドメインであれ）への突然変異の収束進化が、ウイルスに及ぼされる**集団レベルの免疫選択圧力**によって引き起こされたという点では科学者の意見は一致しているようだが、明らかになったことにあえて言及しようとしない。それは、ウイルスの進化のダイナミクスが加速され、突然変異の多様性が拡大したのは、人口のかなりの部分がワクチンを接種した直後（オミクロン前の時期）であり、とりわけブースター接種によってワクチン・ブレークスルー感染の罹患が劇的

に拡大してから（オミクロンの出現以降）である、ということだ。

　高度にワクチン接種を進めた国（のうち、ワクチン接種を行った年齢層でのワクチン接種率がほぼ同じ国）で、非 mRNA ワクチンだけを使用した場合と、mRNA ワクチンだけを使用した場合のウイルス進化のダイナミクスを比較するのは興味深いだろう。なぜなら、立体的免疫再集中を可能にする mRNA ワクチンが免疫逃避を大幅に促進するメカニズムについての説得力のある根拠がそこに存在するからである。

　さらに、このウイルスが現在進んでいる進化の軌道は、前例のないほど重要な、しかし、免疫糸を刺激しない（糖鎖ベースの）変化によって人類を脅かしており、広範囲にワクチンを接種した集団において強毒性変異株（HIVICRON）を進化させる可能性があることを、どの科学者も理解していないようだ。私は、科学的に確かで説得力のある免疫学的原理に基づいて、中和抗体を回避する変異株の S タンパク質が、さらに O 型糖鎖付加部位を変異させて糖鎖構造をさらに追加し、多反応性非中和抗体の病原性抑制効果を弱め、あるいは完全に突破し、それによって、細胞性自然免疫系が訓練されていないか不十分な状態のワクチン接種者に、抗体非依存性重症 COVID-19 疾患増強を引き起こす可能性があることを説明した。高度にワクチン接種された集団では多反応性非中和抗体による免疫圧力が高まっているため、問題は、これが起こるかどうかではなく、いつ起こるかということである。

　主流のシナリオの信頼性を検証するには、第一線の科学者や健康専門家に、以下の質問に答えてもらえば十分だろう（これらすべてについて、ここまでの章で詳細に取り上げた）。

　○オミクロンの出現後、なぜ入院率や死亡率が高い感染率に追随しなくなったのか？　この乖離はどのように説明できるのか？

○当初は、ワクチン由来の潜在的中和抗体が発症を防いだ。最近出現したオミクロンの子孫株は感染性が強く、現在ではほとんど、あるいは完全に潜在的中和抗体に耐性である。しかし、より多くのワクチン接種者が疾患症状の緩和を経験しているのはなぜか？

初期オミクロン子孫変異株に対して潜在的中和抗体の中和能力が強く低下していたこと、あるいは現在流行しているオミクロン由来変異株ではさらにウイルス固有感染性が高まり、中和されることもないにもかかわらず、入院率や死亡率が上がるどころか、罹患率と死亡率全体がさらに低くなったことについて、科学者の誰も説明できていないようだ（上述したように、ごく最近、一部のワクチン接種率の高い国ではこの傾向が変わり始めた）。

言い換えれば、初期のオミクロン株への感染感受性の増強や、新たに出現したオミクロン子孫株のウイルス固有の感染性の増強と、抗体がもはや（十分な）中和能力を持たない接種者における、重症化あるいは疾患症状の完全な防御とをどのように両立させうるのか、誰も理解していないようである。

他にも第一線の科学者が誰も説明できないような「異常」がある。すなわち、ウイルス感染率の高さと年齢（感染率の高さはもはや高齢者に限らない）、季節が突然切り離されたことである（2022年の夏に高い感染率が発生した）。

上述のように、高度にワクチン接種された集団が集団免疫に達したという彼らの結論さえ、全く間違っている。

多反応性非中和抗体のウイルス病原性抑制効果が最後のハードルとなって健康破局を防いでいるということについて、このハードルを取り除くことはウイルスの存在自体を危うくするものであるから、そのようなことはあり得ない、と盲信する人々には理解

されないことは不思議ではないが、そもそもウイルスは「考え」
たりしない。もしウイルスが「考える」のであれば、免疫学的に
未熟で、しかも圧倒的に免疫力の低い人々（例えば、高齢者、基
礎疾患を持つ人々、その他免疫抑制された人々）から感染を開始
しよう、などとは考えないはずである。このような集団では、細
胞性自然免疫の能力も、適切に適応した獲得免疫の能力も十分で
はなく、機能的な免疫の欠如によりほとんどが亡くなり、感受性
の高い宿主がいなくなってしまうためにウイルスは根絶されるこ
とになる。**しかし、ウイルスはそんなことにはお構いなしである。**

　驚くほどの理解と洞察の欠如にもかかわらず、多くの科学者は、
無能な保健当局や怪しげな公衆衛生専門家が提案する、オミクロ
ンに適応した mRNA ワクチンによる集団ワクチン接種実験の継
続を盲目的に支持しているようだ。彼らの免疫学的無知の最も露
骨な例の一つは、おそらく、オミクロン対応のブースター接種は
免疫逃避を促進するだけで、更新されたスパイクタンパク質の遺
伝配列に対応する新しい中和抗体を誘導できないことを理解でき
ないことであろう。

　要約すれば、現在主流の物語を支持し、あるいは指示し、そし
て／あるいは統治機関に「科学的」アドバイスを提供している人々
の誰も、私たちが、現在、差し迫った津波の前の静けさの中にい
ること、そして（重症）疾患に対する集団ワクチン接種実験の**一
時的な**恩恵が、ワクチン接種率の高い国々ではまもなく前例のな
い公衆衛生上の災害に逆戻りしてしまうことを理解していないよ
うに思えるのだ。

**5.5.　ウイルスの病原性に対する大規模な免疫圧力の着実な増加
は、最終的に、強毒性変異を獲得したオミクロン子孫株の自然選
択を引き起こすということを、パンデミックを専門とする科学者
でさえ理解していないようだ。このような新しい変異株が選択さ**

れれば、高度にワクチン接種を行った国々にとっては前例のない健康上の大惨事となる。しかし、科学者達は、状況はコントロールされており、重症化に対する防御は持続的で、その大部分が交差反応性メモリーＴ細胞に依存している、と主張し続けている。

　ワクチン接種者の重症疾患に対する防御は主に交差反応性メモリーＴ細胞の働きによるものであるとみなし、その防御が長期に及ぶ、と主張し続けている科学者がいることは驚くべきことである。第一に、接種者の交差反応性メモリーＴ細胞が、ある時は重症疾患の防御に働くが（例えば多反応性非中和抗体依存性ワクチン・ブレークスルー感染の場合）、別の場合には疾患症状を完全に防御する（例えば多反応性非中和抗体非依存性ワクチン・ブレークスルー感染の場合）とは理解しがたい。単一個体内で誘導される交差反応性メモリーＴ細胞の機能がこのように多様化することは、これまで報告されていない。もし、交差反応性メモリーＴ細胞が防御のメカニズムであるならば、一度有症状感染から回復した個体は、以後の有症状感染からも保護されるはずである（しかし実際には、オミクロン前の変異株による有症状感染から完全に回復した多数の人が、その後のオミクロンへの曝露によって再び発症している）。

　もし、急性自己限定性ウイルス感染（例えば、コロナウイルス）によって引き起こされる疾患からの長期的で大規模な免疫防御の起源をＴ細胞による防御免疫に求めるならば、宿主のMHCハプロタイプにかかわらず、すべての抗原変異に対する細胞障害能を付与された、交差反応性メモリーＴ細胞に依存しなければならないと思われる。自然感染によって、あるいはワクチン接種によって誘導されたかどうかにかかわらず、このようなMHC非拘束性Ｔ細胞はSARS-CoV-2に最初に（再）曝露した時点で、疾患を（重症化だけでなく）持続的に防ぐと期待される。しかし、このことは、ワクチン非接種者とワクチン接種者の両方において、

それぞれ、疾患からの回復後またはワクチン接種後に、有症状の
ブレークスルー感染が発生することと矛盾する。もし細胞傷害性
メモリーT細胞が疾患からの回復に関与しているならば、オミ
クロン初期株または初期オミクロン子孫変異株によるワクチン・
ブレークスルー感染が、その後に再曝露した場合の発症予防に関
して短期間の保護しか提供しない理由を説明することはできない。

　もし、そのような交差反応性細胞溶解性メモリーT細胞が、
免疫逃避パンデミックの進化の過程で生成されたとしたら、少な
くとも、自然感染やワクチン接種によってT細胞免疫が誘導さ
れることを示す無数の論文の中に、何らかの証拠を見出すことが
できるはずだ。しかし、そのような証拠は得られていない。

　最後に、最近発表されたオミクロン子孫変異株のMHCクラス
I拘束性Tcエピトープの進化的変化も、ウイルス制御における
T細胞の関与の証拠とはならない（文献45、46、57）。なぜなら、
進化は必ずしも自然選択によってもたらされるとは限らず、非選
択的な適応進化や確率的な共進化によってもたらされることもあ
るからである（文献10）。これは、例えば、ある集団が、ある状
況に特異的に適応する際に、特定の遺伝子型の違いによって再生
産価値に差が生じることがない場合に起こる。例えばSARS-
CoV-2の場合、自然選択された遺伝子型であっても、ウイルスゲノ
ムの中の免疫選択圧のかかっていない部分では、確率的に遺伝
的差異が生じることは容易に想像できるだろう。循環している変
異株間の免疫遺伝学的な差異がすべて免疫学的に自然選択された
ものであり、したがって免疫逃避を反映していると結論づけるべ
きではないだろう。

　特定の、異なる免疫遺伝形質が、単に他の形質の選択的適応進
化と共進化したのか、それとも単独で選択的進化を遂げたのかを
明らかにするには、いくつかの実験的研究が必要であろう。免疫
遺伝学的形質が、対応する変異株間の再生産価値の系統的な差と

明確に関連づけられる場合にのみ、免疫選択圧力の結果であると結論づけられる。Tc エピトープに関する限り、Tc エピトープが集団レベルの免疫圧力を受けていることを示唆する免疫学的証拠も免疫病理学的メカニズムも存在しない。

　これらを総合すると、（重症）疾患に対する防御の**延長**をもたらしている免疫反応は、メモリーT細胞に基づくものではあり得ず、したがって**持続しない**と結論づけられよう。

5.6.　科学界は、高度にワクチン接種された集団における「懸念すべき」免疫逃避変異株の収束進化が、ウイルスにかけられた集団レベルの免疫選択圧の結果であることに同意している。なぜ誰もこの集団レベルの免疫圧力の起源を調査しないのだろうか？

　新しく出現した変異株に認められる変異の収束進化についての報告は、高度にワクチン接種された集団がウイルス感染性に及ぼす体液性免疫圧力の起源と性質、および、ウイルスの進化動態と並行して、その免疫圧力が、どのように進化しているかを明らかにするための、独自の、しかし未開拓の機会を提供している（図6、図9）。

　これらの研究の中に、より保存されたS関連抗原ドメインの変異の収束進化を促す主要な要素として、免疫再集中を示唆するものがないことは、本当に驚くべきことである。オミクロンが支配的な系統になって以来、誘導された抗S抗体の機能的能力に重大、かつ急速な変化を引き起こした根本的なメカニズムを、誰も探っていないのである。抗原的に異なるオミクロンの子孫変異株のうち、同じ免疫回避変異を共有するように進化したものを急速に同時流行させ、大規模な免疫逃避を促進した免疫学的要因については、誰も調査していないのだ。

第6章

道は険しいが、自然に訓練された細胞性自
然免疫系のみが免疫逃避ウイルス変異から
身を守り、免疫逃避パンデミックを制する
（唯一の）鍵である。

6.1. **ワクチンによる免疫とは対照的に、自然感染による獲得免疫は細胞性自然免疫系によって弱められる。ワクチン接種者は、オミクロン前の変異株に対しては、ワクチンによって誘導される中和抗体によって発症から防御された。非接種者は、細胞性自然免疫系の訓練と、自然感染で獲得した中和抗体によって同様に防御された。しかし、この免疫防御はオミクロンによるブレークスルー感染から、接種者、非接種者のいずれも十分に守ることはできなかった。しかし、訓練された細胞性自然免疫のおかげで、非接種者はブレークスルー感染しても立体的免疫再集中が起こらない。**

多反応性非中和抗体依存性ブレークスルー感染は、ワクチン接種や自然感染に起因する中和抗体の能力が不十分な時にSARS-CoV-2に曝露することで発生する。しかし、健康な個体が増殖性感染した場合には、自然免疫系のキラー細胞が訓練され（すなわち、訓練されたナチュラルキラー［NK］細胞）、機能的リプログラミングが生じることにより、同じウイルス系統に再度曝露したときには、ウイルス感染した宿主細胞を迅速に除去することができる。増殖性感染が細胞性自然免疫系によって容易に制御されなかった場合には、中和抗体がプライミングされる。こうして感染後には、獲得された中和抗体と、訓練された細胞性自然免疫系が相乗的に働いて、その後、再び同一系統のウイルスに曝露した場合には、ウイルスを完全に排除し、あるいは、十分に中和可能なウイルス変異株に曝露した場合には発症を防止する。過去に感染した個体が、同じウイルス、または少し異なる変異株に再曝露すると、以前の感染でプライミングされた中和抗体が高力価で呼び戻され、疾患防御に貢献する。しかし、この防御機構には限界がある。呼び戻された中和抗体が、より感染性の高い新しい変異株を十分に中和して病気を防ぐことができない場合があるのだ。より遠いオミクロン前の変異株に感染していても、特にそれがごく

軽症であった場合、感染性の高いデルタ株に対する十分な防御とはならなかったのはこのためである。

　しかし、オミクロンの出現により、それまでに有症状で感染したことのある人々にとっても、再感染が、より一般的になった。オミクロン初期株はSタンパク質の受容体結合ドメインが大きく変化したため、以前の感染で誘導された中和抗体では十分に中和できなくなったのである。しかも、より感染性の高いオミクロン前の免疫逃避変異株に曝されていたため、かなり多くのワクチン非接種者も中和抗体が高力価となっていた。既に高濃度に存在した中和能力に乏しい抗体が、オミクロン初期株のSタンパク質に十分な高濃度で結合して、緩やかにウイルスを凝集させ、凝集体表面にSタンパク質のN末端ドメインに関連するTh非依存性の抗原を多数発現させたと考えられる。これが多反応性非中和抗体の産生を刺激するため、オミクロンの圧倒的な蔓延によって、非接種者のかなりの部分が多反応性非中和抗体依存性ナチュラル・ブレークスルー感染を起こしやすくなったと考えられる（図5A）。

　これが、オミクロン初期株への曝露が拡大したときに、健康な非接種者の多くが突然罹患した（しかし、多反応性非中和抗体によって重い症状は起こさなかった）理由であろう。しかし、訓練された免疫防御の第一線（すなわち細胞性自然免疫系）には、子孫ウイルスの産生速度を抑える能力があるため、ナチュラル・ブレークスルー感染を起こした人々の潜在的中和抗体力価は、子孫ウイルスの量に比べて十分高く、立体的免疫再集中（図5A）を引き起こすのではなく、細胞傷害性Tリンパ球によるウイルス除去を促進したと考えられる（3.1章）。これが、ワクチン非接種者が――細胞性自然免疫系の訓練のおかげで――ウイルスの免疫逃避の原因にも、このパンデミックを**免疫逃避パンデミック**に変える原因にもならなかった理由であると考えられる。

以上のようなメカニズムに基づけば、非接種者の発症の多くが、オミクロン前の変異株への感染（例えば、デルタ株）の直後（すなわち、4～6週間以内）にオミクロン初期株または初期オミクロン子孫変異株に曝露した場合であったことは驚くべきことではない（図5A）。感染性の強いオミクロン前の変異株の蔓延で感染率が上がり、増殖性感染した後、間をおかず新しい変異株に再曝露する可能性が上がった。非接種者が、オミクロン初期株や初期オミクロン子孫変異株による疾患から回復した直後に、高感染性のオミクロン子孫株に感染した場合にも、――頻度はより低いと考えられるが[45]――同じ現象が起こる可能性がある。これは、高感染性オミクロン子孫株は、Sタンパク質の受容体結合ドメインに一連の新しい変異を組み込んでいるためである。

　また、ワクチン非接種者の一部では、既存の抗体の存在下（すなわち、より遠いオミクロン由来変異株に曝露した直後）に曝露した場合、他の呼吸器病原体による肺疾患への感受性が高まる可能性さえある。このことは、ウイルスを感知することで炎症環境が生じ、レクチンを介したトランス感染が促進されることを示す *in vitro* の研究によって説明することができる。多反応性非中和抗体依存性のナチュラル・ブレークスルー感染は立体的免疫再集中を誘導しないが（図5A）、高感染性オミクロン子孫株によるナチュラル・ブレークスルー感染は、ウイルスの産生速度を高めることで、より炎症性の高い環境を作り出す可能性がある。その結果、樹状細胞表面のレクチン発現が上昇し、高感染性子孫ウイルスが樹状細胞の細胞膜上に、より付着しやすくなる（細胞内に取り込まれるのではなく）と考えられる（文献39）。ウイルス粒子の樹状細胞への付着は、ウイルスのトランス感染性を促進する。したがって、これらの細胞が下気道へ移動すると、SARS-CoV-2ウイルス粒子の肺上皮細胞へのトランス感染が促進されると考えられる。このことは、全身的なウイルス拡散の引き金にはならな

いようだが、肺に、より多くの炎症環境を発生させることになる。これが、非接種者、特に肺疾患や過敏症といった基礎疾患を持つ人が、高感染性オミクロン子孫株に曝露されると、二次的な細菌感染や呼吸器症状を発症する理由であろう。

しかし、大多数のワクチン非接種者では、これらの、より感染性の強い免疫逃避変異株への曝露は細胞性自然免疫系をさらに訓練し、せいぜい**軽度**の疾患症状を引き起こすだけである（しかも、多反応性非中和抗体依存性のブレークスルー感染は起こらない）。

集団ワクチン接種に使用されたワクチンは、複製可能なウイルスを使用していないため、細胞性自然免疫系の訓練は行われず、ワクチン接種者は、疾患防御のためにはワクチンによる抗体に依存するしかなかった。ワクチンは、自然感染よりもはるかに高力価で中和抗体を誘導するため[46]（自然感染で重症化した場合を除く）、大多数のワクチン接種者は、十分に高力価の中和抗体を獲得し、ワクチン接種率の高い集団で主流となって蔓延した、より感染性の高い新規オミクロン前変異株[47]から身を守ることができた。しかし、オミクロンの出現により、この状況は突然変化した。ワクチン非接種者と同様に、中和性の低い抗体を高力価で保有するワクチン接種者は、多反応性非中和抗体依存性のブレークスルー感染に高い感受性を示すようになった（図5C）。したがって多反応性非中和抗体依存性のブレークスルー感染は、主に、有症状感染後に非mRNAワクチンを接種してオミクロンに曝露した者、または非mRNAワクチンのブースター接種後にオミクロンに曝露した者に発生した。

以前の立体的免疫再集中イベントによって細胞性自然免疫系が不可逆的に阻害された場合、多反応性非中和抗体を介したワクチン・ブレークスルー感染時に子孫ウイルスの産生速度を抑えることができない。したがって、ワクチン・ブレークスルー感染を経験したワクチン接種者の子孫ウイルス粒子の濃度は、潜在的中和

抗体の力価で対応出来る濃度を超え、細胞傷害性 T リンパ球を介したウイルス除去を強めるのではなく、立体的免疫再集中を引き起こすと考えられる（1.2.3 章、2.2 章）。立体的免疫再集中は、宿主免疫系が他の免疫劣勢 S 関連ドメインに再集中するように働きかけ、その結果、オミクロン初期株によるワクチン・ブレークスルー感染を拡大させた。したがって、接種者で細胞性自然免疫系が回避されたことによって、高度にワクチン接種を受けた集団で初期オミクロン子孫変異株が迅速かつ大規模な免疫逃避を引き起こしたと考えることは妥当である（図5 C および D、図7）。このことは、オミクロンの登場以来、ワクチン接種者がワクチン接種率の高い集団における**大規模な**免疫逃避の温床となり、このパンデミックを**脱出不可能な免疫逃避パンデミック**に変えたことを強く示唆している。

　オミクロン前の変異株による自然感染によって、適切にプライミングされた免疫系であっても、立体的免疫再集中を起こす可能性があることは強調すべきだろう。SARS-CoV-2 に感染したことのある人の免疫系は、他の免疫劣勢 S 関連ドメインに再集中するように仕向けられる可能性があるのだ。したがって、既感染者には、自然免疫細胞の訓練を継続するのではなく、大規模な免疫逃避を促進することに貢献する可能性も残っている。これは、例えば、以前に有症状で感染して回復した人に非 mRNA ワクチンを接種した場合や、以前の感染によってプライミングされている人に mRNA ワクチンを使用した場合である。免疫学的考察に基づけば（1.2.1 章及び 1.2.2 章）、mRNA ワクチンは、以前にワクチン接種でプライミングされた個体に立体的免疫再集中を引き起こすだけでなく、以前の感染でプライミングされた個体にも立体的免疫再集中を引き起こす可能性が高い[48]。mRNA ワクチンは、単独で、あるいは自然感染との組み合わせで、立体的免疫再集中を引き起こす可能性がある（図1、図5 D、図7）。

このことは、mRNA を用いた集団ワクチン接種が、高度にワクチン接種された集団において、細胞性自然免疫の訓練を大規模に無効化したことを強く示唆している（図1、図4）。立体的免疫再集中は多反応性非中和抗体を介した大規模なワクチン・ブレークスルー感染も促進するため、立体的免疫再集中を可能にするワクチン（すなわち mRNA ワクチン）は、細胞性自然免疫の訓練を不可逆的に回避し、大規模な免疫逃避を促進させる。

　結論として、この免疫逃避パンデミックは、オミクロン前の段階では、健康なワクチン非接種者の大多数とワクチン接種者の大多数[49]**は疾患から防御されていたが、オミクロンによって両者のかなりの部分がこの防御を失った。しかし、接種者では、防御の喪失が立体的免疫再集中を可能にするワクチン・ブレークスルー感染につながったのに対し、非接種者では、訓練された細胞性自然免疫がナチュラル・ブレークスルー感染による立体的免疫再集中の発生を妨げた。その結果、ワクチン非接種者ではなくワクチン接種者が、オミクロンの登場以降、大規模な免疫逃避の温床となった。**

6.2.　免疫逃避変異株の固有感染性の増加はウイルスの排出を減少させる。新たに出現する（より病原性の高い）免疫逃避変異株ではウイルス感染性はもはや増加しないため、非接種者では細胞性自然免疫の訓練が進み、発症から防御されるようになる。非接種者でウイルス排除免疫が発達する一方で、接種者では死亡率が上昇し、ワクチン接種率の高い集団でのパンデミックは最終的に自然消滅に至る。

　自然に誘導された抗体も、ワクチンによる抗体と同様にウイルスの免疫逃避に影響されるため、免疫逃避ウイルスパンデミックに巻き込まれた人々が、免疫逃避変異株の蔓延を制御する唯一の手段は、それぞれの変異株非特異性の細胞性自然免疫を訓練する

ことしかない。なぜなら、細胞性自然免疫は、ウイルスが免疫逃避の結果、進化させた感染性のレベルに適応するように訓練できるからである。

「訓練された」細胞性自然免疫系（すなわち、自然免疫系の細胞による記憶を備えた）は、感染の初期段階でウイルス感染細胞をMHC非拘束性に極めて効果的に殺傷する。パンデミックの自然経過では、細胞性自然免疫が訓練されることと感染によってプライミングされた中和抗体が大規模に誘導されることで、大規模なウイルス排除免疫が実現し、集団におけるウイルス感染率が劇的に減少する。ウイルス感染率が十分に低下すると同時に、集団免疫が確立され、自然のパンデミックは終息する。つまり、（急性自己限定性感染症による）**自然なパンデミックにおいて、パンデミックウイルスから個人を守り、パンデミックを終息させる必要十分条件は、自然な免疫反応が大規模に起こることである**。そのためには、集団の大多数に細胞性自然免疫系を訓練する能力があることが前提となる。しかし、自然のパンデミックの最中に集団ワクチン接種を行ったことで、パンデミックは免疫逃避パンデミックとなり、接種者の細胞性自然免疫系は回避される。そのため、細胞性自然免疫系は、中和抗体に抵抗性となって、より感染性を高めるよう進化してきた免疫逃避変異株に適応するように訓練されることができなくなるのだ。したがって、免疫逃避パンデミックの場合、非接種者と集団全体の両方が、進化するウイルスからの防御を獲得するための道が困難であることは、驚くべきことではない。

まず、以前に増殖性感染を経験した人の潜在的中和抗体の中和能力が低下することで、ウイルスが細胞性自然免疫系を回避し、それによって**多反応性非中和抗体を介したナチュラル・ブレークスルー感染を発症する**可能性がある（上記を参照）。しかし、パンデミックが進展し、ウイルスの感染性が高まるにつれて、オミ

クローン由来免疫逃避変異株のウイルス排出は減少している（3.2章、3.3章）。ウイルス排出量の減少がウイルス伝搬に及ぼすマイナスの影響が、ウイルス感染性の強化によるプラスの影響を上回れば、多反応性非中和抗体を介したナチュラル・ブレークスルー感染の頻度は減少する。最近ではワクチン非接種者が罹患しにくくなっている理由はこれかもしれない。

最後に、糖鎖変異によって、ウイルスが、より強毒な系統に進化していく可能性がある。しかし、Sタンパク質の糖鎖修飾は、ウイルス固有の感染性の強化には関与しない（文献56）。したがって、現在同時流行中の高感染性変異株に曝露して細胞性自然免疫系が最新の訓練を受けている非接種者は、こうした新たに出現する、より病原性の高い変異株を制御するために、さらに適応する必要はないと考えられる[50]。つまり、ワクチン非接種者は、最終的に疾患から完全に保護されるようになる。増殖性感染さえ、ほぼ起こらなくなるかもしれない。この防御は、訓練された細胞性自然免疫系によってのみ与えられるのである。

しかし、高度にワクチン接種された国や地域では、**集団としてウイルス排除免疫を持たないため**、集団免疫が確立されず、険しい道のりに直面することになる。というのも、ウイルス排除免疫は主として非接種者がもたらすものであるが、——ワクチン接種国・地域では——ワクチン非接種者は人口の少数派だからである。この場合、ウイルスの感染率が十分に低くなってウイルスの自然消滅が起こり、パンデミックが終息するのは、集団の一部分（接種者のみで構成される）で、同時流行中の高感染性変異株が強毒化することを制御出来なくなり、死亡率が劇的に上昇する時のみである（3.4章、4.4章）。

要約すると、大規模な、自然な免疫のみが、自然なパンデミックも、免疫逃避パンデミックも収めることができるのである。自然なパンデミックでは、大規模な訓練された細胞性自然免疫と、

小規模な体液性獲得免疫のプライミングの両方によって、集団免疫が確立され、パンデミックを終息させることができる。免疫逃避型パンデミックの場合、（ワクチン非接種者の）小規模な訓練された細胞性自然免疫だけでは、パンデミックを終わらせることはできない。したがって、パンデミックを終わらせるために、自然はウイルス感染を抑制する追加のツールを用意しなければならない。現在開発途上にあるツールは、大規模な「抗体非依存性ウイルス病原性増強」とでも呼ぶべきものである。この「ツール」が、訓練された細胞性自然免疫によってウイルスを制御できない人口の大多数（すなわち、ワクチン接種者）で開発されているのは明白であり、その結果、ウイルスの複製や伝播に対する免疫圧が高まっているのだ。

第7章

オミクロンも mRNA ワクチンも、——あるいはその両者の組み合わせも——公衆衛生上の災いでこそあれ、恵みではない。

7.1. 立体的免疫再集中は、オミクロンによる多反応性非中和抗体を介したワクチン・ブレークスルー感染だけでなく、mRNAブースター接種が誘導する免疫の特徴であり、どちらも大規模かつ多様な免疫逃避を引き起こす。

オミクロンは顕著に中和抗体から逃避しているため、Tヘルプ非依存性に多反応性非中和抗体を誘導し、それがSARS-CoV-2に結合して感染性を高めることになる。多反応性非中和抗体依存性ワクチン・ブレークスルー感染に引き続き、以前にワクチンでプライミングされた潜在的中和抗体が免疫優勢Sタンパク質由来エピトープに低親和性で結合し、そのエピトープを覆い隠してしまう。潜在的中和抗体は異種S変異体との適合性が低いため、低親和性でしか結合せず、hACE2とSタンパク質の受容体結合ドメインとの結合を妨げることはない。免疫優勢なS関連エピトープがこれらの既存のS特異的抗体で覆われるため、新たに誘導される抗体は、Sタンパク質の免疫劣勢ドメインに焦点を向け直すと考えられる。結果として、ブレークスルー感染はバイスタンダーメモリーTh細胞のヘルプによって、（感染細胞から放出される）遊離のSタンパク質の表面に発現するS関連免疫劣勢エピトープに対する低親和性抗S抗体のプライミングを可能にする。このようにして、オミクロンの多反応性非中和抗体を介したワクチン・ブレークスルー感染は、より保存されたS関連抗原ドメインに免疫反応を再集中させたと考えられる。

mRNAワクチンのブースター接種も、免疫優勢なSタンパク質由来エピトープを覆い隠す可能性が高い。mRNAワクチンの場合、これらのエピトープは、mRNAワクチンそのものによって以前にプライミングされた低親和性の抗S抗体によって覆われる。呼び戻された抗S抗体は低親和性であるため、ワクチン・ブレークスルー感染から回復したワクチン接種者、mRNAブースター1回接種者、mRNAワクチンの初回接種シリーズ後の曝

露者、増殖性感染後に mRNA ワクチン接種を1回受けた者の血清では、多様な機能的免疫応答が観察されている（文献21−31）。

ワクチン・ブレークスルー感染や mRNA ワクチン接種により、大規模に多反応性非中和抗体が出現し、新たに出現した変異株に対して様々な機能を持つ免疫応答が連続的に発生し（文献28）、同時に、SARS-CoV-2 ウイルスの中和性と感染性に対する集団レベルの免疫圧は徐々に上昇している。しかし、分析上の複雑さにかかわらず、オミクロンの登場以来、高度にワクチン接種された集団におけるすべての進化シナリオが、大規模なウイルス免疫逃避に収束し、多様なスペクトルを持つオミクロン由来免疫逃避変異株の同時流行をもたらしたことは明らかである（図9）。

7.2. mRNA ワクチンのブースター接種（オミクロン対応 mRNA ブースターを含む）は立体的免疫再集中を促進し、その結果、mRNA ワクチン3回接種者での免疫逃避を促進させた。しかし、新たな高感染性オミクロン子孫株の出現により、高度にワクチン接種された集団における免疫逃避は、もはや立体的免疫再集中ではなく、抗体非依存性のワクチン・ブレークスルー感染のみに依存している。

オリジナルのモデルナ社製およびファイザー社製の mRNA-SARS-CoV-2 ワクチンの二価製剤[51]を含む、最新のオミクロン対応 mRNA 製剤を用いたブースター接種によって誘導される免疫応答は短命で、オリジナルの一価 mRNA ワクチン製剤と比較しても、優れた中和抗体応答をヒトに誘導せず、オミクロン株特異的抗体価も有意に誘導しなかった（文献35−38）。このことから、——従来の mRNA ブースター接種と同様——オミクロン対応の mRNA ブースター接種も、より保存された免疫劣勢 S 関連エピトープに対して低親和性メモリー B 細胞を誘導するだけであることが明らかである。その結果、これらの大規模接種によって、

主として、保存されたＳタンパク質関連部位に高い免疫圧が発生した[52]。

　免疫再集中により、オミクロンに特異的な免疫優勢エピトープに向けられた、潜在的中和抗体のブーストが妨げられる一方、より保存された免疫劣勢抗原決定基の限られた部位の免疫原性だけが促進されるため、体液性抗体反応のレパートリーは多様化するどころか狭められる（文献23）。誘導された抗体の親和性が比較的低いことと相まって、これらの免疫劣勢エピトープに対する集団レベルの免疫圧が急速に上昇した（図6❷❸）。これによって、Ｓタンパク質の受容体結合ドメイン、および／またはＮ末端ドメイン内の、より保存された部位に収束する限定的なＳ関連変異を独立に組み込んだ、一連の高感染性変異株の出現が促進されたと推定される。直近の免疫逃避変異株は、受容体結合ドメインに収束する変異株特異的感染増強性変異を組み込んだことにより、mRNAワクチン接種者の感染阻害性の抗体反応から逃避した（おそらく、多反応性非中和抗体依存性のワクチン・ブレークスルー感染を経験したワクチン接種者でも同様）（文献29）。これらの新しく出現した高感染性のオミクロン子孫株は、立体的免疫再集中を可能にするワクチン・ブレークスルー感染を誘導しないので、簡単に免疫逃避をおこすことはできない。しかし、集団がウイルスのトランス感染性に対する多反応性非中和抗体による免疫圧力を徐々に増加させる原因となる（図6❹）。

　結局のところ、mRNAワクチン接種により、広範な中和抗体と感染阻害抗体が作られたが、それぞれ疾患や増殖性感染を短期間防いだだけであり[53]、高感染性のオミクロン子孫株の同時発生・同時流行への道を急速に開いたということだ。したがって、mRNAワクチンは、──立体的免疫再集中を可能にするワクチン・ブレークスルー感染と同様──せいぜいウイルスの免疫逃避ダイナミクスを一時的に遅らせただけで、さらに大規模な免疫逃避を

引き起こし、そのダイナミクスを加速させたと結論づけられる。

　高感染性のオミクロン子孫株が同時出現する前に、オミクロン対応 mRNA ブースター接種（すなわち、オミクロンに適応したスパイクをコードした mRNA を含む）をした場合には、新たに出現したオミクロン変異株に曝露した際に、第2段階の立体的免疫再集中が発生すると考えられる（図3）。オミクロン対応ブースター接種はそれ単独でも、あるいは増殖性感染と組み合わさっても立体的免疫再集中を引き起こし、ウイルスの免疫逃避をさらに促進したと考えられる。

　しかし、高感染性オミクロン子孫株が出現した後に接種したとしても、オミクロン対応ブースター接種は、免疫逃避のダイナミクスを促進するだけであろう。同時流行中のこれらの系統は、その高い固有感染性により、接種者に抗体非依存性ワクチン・ブレークスルー感染を引き起こす。抗体非依存性ワクチン・ブレークスルー感染は立体的免疫再集中を引き起こさないが、高感染性の子孫ウイルス粒子の抗原提示細胞への取り込みを促進し、ワクチン由来の抗原による新しい抗体のプライミングを妨げる（7.2 章および 8.2 章）。一方、オミクロン対応抗原は、最近のオミクロン子孫株の S 抗原と、オリジナルワクチンに使用された S 抗原（すなわち、武漢株由来）との間の重要な抗原性の違いにより、以前にワクチンによってプライミングされた抗体を呼び戻すことにはならないだろう。言い換えれば、更新されたオミクロン対応ブースター接種は、ワクチン接種率の高い集団が、現在、ウイルスの病原性に及ぼしている、徐々に高まる多反応性非中和抗体による免疫圧力の増加を解消するどころか、遅らせることすらできない（1.2.10 章）。この免疫圧力の増加は、今や、高度にワクチン接種された集団における**抗体非依存性**ワクチン・ブレークスルー感染の規模および頻度によってのみ決定されるのである。したがって、多反応性非中和抗体非依存性ワクチン・ブレークスルー感染は、

病原性を増強する免疫逃避変異の出現を促している。

第8章

自然免疫系は訓練すればするほど良いものとなるが、パンデミック下でワクチンを接種すればするほど獲得免疫系が損なわれる。

8.1. 自然感染は、細胞性自然免疫系を訓練し、多反応性非中和抗体依存性ブレークスルー感染を抑制するため立体的免疫再集中を生じさせず、ウイルスが免疫逃避を起こすことはない。一方、mRNA ワクチン接種は、立体的免疫再集中を促進して、細胞性自然免疫の訓練を無効にし、多反応性非中和抗体を介したワクチン・ブレークスルー感染を引き起こして、ウイルスの免疫逃避を促進する。

　（急性自己限定性感染性ウイルスの）自然なパンデミック時に、集団が自然に免疫を獲得するならば、集団免疫の形成を促すだけでなく、免疫逃避を防止しながら個体に対して長期的な防御を提供する。一方、パンデミック時に集団ワクチン接種を行えば、ウイルスの免疫逃避を促進し、免疫逃避変異株（オミクロン初期株や初期オミクロン子孫変異株など）を生み出し、大規模なワクチン・ブレークスルー感染と立体的免疫再集中を引き起こす。後者は短期間の免疫防御をもたらすが、細胞性自然免疫の訓練を損ない、大規模な免疫逃避を劇的に促進させる。後者は、高感染性の免疫逃避変異株を生み出し、現在、ウイルスの病原性に対する集団免疫圧の増大を引き起こしている。

　上記の記述は、免疫学的根拠と進化する変異株についての詳細な分子生物学的解析によって支持されている（1918 年の自然なインフルエンザ・パンデミック時のウイルス系統に関する文献のデータとの比較［文献 11 と 12]）。また、現在のパンデミック時に行われた臨床観察をまとめた文献等にも基づいている。本書では、これらの文献等について詳細に論じるのではなく、それらから得られた知見を総合して、私の仮説を微調整し、提案した免疫学的メカニズムや私の予測を検証した。私が参考にした主要な文献等のリストは、本書の巻末の「引用文献」に掲載されている（特に文献 13−31 が重要である）。

　例えば、今回のパンデミック時の臨床観察では、自然感染によっ

てプライミングされた子どもの感染防御効果は、感染してプライミングを受けた子どもや、プライミングされていない子どもにmRNA ワクチン接種をした場合の防御効果に比べ、はるかに長期間持続することが示されている（それぞれ、文献44 中の図1 グラフ C・グラフ B を参照）。

グラフ C は、パンデミックのデルタ前の時期の感染が、その後の変異株による再感染を長期にわたって防いだことを示している。

自然感染がもたらす免疫は、増殖性感染に対する長期的な防御だけでなく、症状や入院率も緩和した（グラフ F とグラフ E を比較するとよくわかる（文献44 の図1 参照））。

ワクチン非接種者にナチュラル・ブレークスルー感染が発生することがあったとしても[54]、その頻度は、パンデミックのオミクロン前の時期には、mRNA ワクチン接種者（それまでの感染の有無に関係なく）に起こったワクチン・ブレークスルー感染よりもはるかに低かったと考えられる。このことは、グラフ C と比べて、グラフ D と B に示された免疫防御／免疫反応の低下が急激であることからも理解できる（文献44 の図1 参照）。

パンデミック時に行われたmRNA ワクチン接種[55]は、オミクロン子孫株に対して短期間しか防御効果がなく、初期オミクロン子孫変異株の出現により、その効果がさらに低下したという観察は、mRNA ワクチン接種が立体的免疫再集中を引き起こすという仮定と完全に一致する（図5 D）。さらに、ワクチン・ブレークスルー感染が、ワクチン接種率の高い集団における、抗S抗体の多様性と特徴の急速な変化と関連していることを示す多くの証拠が文献に示されている（参考文献21 - 23 および25 - 27）。以上のことは、立体的免疫再集中を可能にするワクチン（すなわち、mRNA ワクチン）が、次々と出現する変異株の急激な進化をもたらした決定的要因であることを強く示唆している。

デルタ前、デルタ、オミクロン、それぞれに感染した場合の再感染予防効果を比較すると、感染から再感染までの時間という観点で考えた場合、防御効果の持続性は新たに出現する変異株の感染性が（先に感染してプライミングされた系統に比べて）高い[56]ほど短くなると結論づけることができる（文献44の図1グラフC参照）。オミクロン感染の場合には、ワクチン非接種者とワクチン接種者のどちらにおいても、再感染予防効果は同様に急激に低下した。このことは、どちらの集団も、オミクロンに曝露した後に、ブレークスルー感染を経験したことを示していると考えられる（グラフCとDでオミクロンについて示した低下は急で非常に似ている）。オミクロン前の変異株が主流となって流行した時の高い感染率を考えれば、非接種者でもブレークスルー感染は常に起こるが、立体的免疫再集中を引き起こすことなかったと考えられる（3.8章、6.1章、6.2章）。

　同時流行中のオミクロンの子孫株には、Sタンパク質の受容体結合ドメインに感染を促進する配列が組み込まれているため、感染性が高いが、ワクチン非接種者は、（曝露による）細胞性自然免疫系の継続的な訓練によって、免疫防御の第一線を、より感染性の高い環境に適応させており、感染の初期段階でウイルス負荷のほとんどを排除できる。そのため、ワクチン非接種者の大多数は、これらの高感染性系統に曝露しても、せいぜい**軽度の**疾患症状を経験する程度であったのだ。これは、ワクチン接種者とは全く対照的な状況である。接種者はウイルス感染を全く制御できず、現在、ますます多くの抗体非依存性のワクチン・ブレークスルー感染が発生している。

　興味深いことに、ワクチン非接種者とワクチン接種者の臨床的転帰（症状）は、現在では全く同等である。しかし、関与する免疫防御機構は根本的に異なっている。非接種者では、細胞性自然免疫系のウイルス排除免疫能の向上によって増殖性感染を起こし

難くなっているのに対し、接種者は、多反応性非中和抗体を介したウイルスのトランス感染性の抑制と、MHC 非拘束性の細胞傷害性 T リンパ球の活性化によって（重症）疾患から守られている。

　また、無症状／軽症の感染を経験し、感染後の非 mRNA ワクチン接種が 2 回以内の者は、立体的免疫再集中を可能にするワクチン・ブレークスルー感染を回避できる可能性があることも指摘しておく必要があるだろう（図 1）。しかし、これは mRNA ワクチンを接種した人には当てはまらない。なぜなら、SARS-CoV-2 に増殖性感染後に mRNA ワクチンを接種した場合には、たとえその感染が軽症や無症状であったとしても、立体的免疫再集中を誘発する可能性が高いからだ（図 1）（1.2.1 章、1.2.2 章）。

8.2.　アップデートされた mRNA ブースターショット（二価ワクチン含む）は全く価値がない理由。

　SARS-CoV-2 の野生型スパイク蛋白（オリジナルワクチンに含まれる）と、オミクロン BA.1 および BA.4/5 の S 蛋白（モデルナ社製およびファイザー社製オミクロン対応二価ワクチンに含まれる）は、いずれも低親和性の抗 S 抗体を誘導し、mRNA を取り込んだ宿主細胞から放出された S タンパク質の表面に発現する免疫優勢 S 関連エピトープを覆い隠して立体的免疫再集中を促進する。mRNA ワクチンによるブースター接種は、立体的免疫再集中を引き起こし、以前の mRNA ワクチン接種または立体的免疫再集中を可能にするワクチン・ブレークスルー感染によってプライミングされた低親和性メモリー B 細胞を再刺激するくらいのことはできるかもしれない。しかし、それによって産生される潜在的中和抗体は、現在同時流行中のオミクロン子孫株に対して、もはや有効ではない。しかも、これらの高感染性変異株が引き起こす抗体非依存性のワクチン・ブレークスルー感染では、新しい抗体をプライミングすることはできない。

したがって、更新された、いわゆる「オミクロン対応」ブースター接種が、これらの高感染性変異株に曝露されたワクチン接種者に、変異株特異的抗S抗体を新たにプライミングできるのかという疑問が生じる。しかし、接種者の抗体非依存性ワクチン・ブレークスルー感染は抗原提示細胞へのウイルス取り込みを促進するため、ワクチン抗原は、高感染性の子孫ウイルス粒子に負けて、抗原提示細胞へ取り込まれない可能性がある[57]。そのため、オミクロン対応ブースター接種を行っても、更新されたワクチン由来S変異タンパクに適応した新しい抗体のプライミングは妨げられるだろう。言い換えれば、ワクチン接種率の高い国々の現在の状況は、抗体非依存性ワクチン・ブレークスルー感染が完全に主流となっており、（ウイルス排出が細胞傷害性Tリンパ球活性の強化によってほぼ制御されているため）症状が出にくく、大半はPCR陰性である。

　一方、これまで**ワクチン非接種だった人**に最新のmRNAワクチンを投与した場合は、ワクチンが「受け入れられない」（以前の自然感染時に獲得した既存の抗オミクロン抗体と、更新されたワクチン抗原が一致するために中和されてしまうことによる）か、同時流行中の高感染性オミクロン子孫株に対する新しい「更新された」抗体が生成されるか、のいずれかであろう。しかし、これらの新たに出現した変異株は固有感染性が高いため、新しい中和抗体がウイルスと相互作用するのは、抗体非依存性のワクチン・ブレークスルー感染が起こった後となるだろう。このようなワクチン・ブレークスルー感染は、適切に訓練された細胞性自然免疫系を持たないワクチン非接種者にのみ発生する。その場合、高感染性の子孫ウイルス粒子は、すぐに移動性樹状細胞に高濃度で付着すると考えられる。そして、樹状細胞に付着しなかった一部の子孫ウイルス粒子だけが、適応する中和抗体によって中和されることになる。そのため、それまでワクチンを接種していない人で

あっても、細胞性自然免疫系の訓練が不十分であれば、重症化する可能性が非常に高くなる。

　結論として、ワクチン接種率の高い国では、高感染性オミクロン子孫株が流行し始めると、抗体非依存性ワクチン・ブレークスルー感染の独擅場となり、ウイルスの病原性に対する多反応性非中和抗体による免疫圧力が徐々に高まっていくことになる。ワクチンのブースター接種は、機能的な抗体をプライミングできず、ワクチンでプライミングされた抗体を呼び戻すこともできず、この状況を変えることも緩和することもできない。たとえ、免疫系の訓練が不充分で、高感染性ウイルスにさらされると重症化しやすいワクチン未接種者であっても、オミクロン対応ワクチンの接種は、さらなる利益とはならない。

8.3.　多反応性非中和抗体依存性ワクチン・ブレークスルー感染は、細胞性自然免疫系を脇へ追いやり、大規模な免疫逃避を触媒することで、高感染性オミクロン子孫株の同時出現を引き起こした。それが、高度にワクチンを接種した集団における、ウイルスのトランス感染性に対する免疫圧の増大の原因となっている。これは破滅へのレシピである。

　多反応性非中和抗体依存性ワクチン・ブレークスルー感染は立体的免疫再集中を引き起こし、それによって細胞性自然免疫系を回避する（図4と図7）。したがって、多反応性非中和抗体依存性ワクチン・ブレークスルー感染は、**細胞性自然免疫系と体液性獲得免疫系**の両方からウイルスを逃避させたと述べるのが正しい。細胞性自然免疫系からの免疫逃避は、増殖性感染に対する、より高い感受性をもたらし、一方、体液性獲得免疫系からの免疫逃避は、感染性の高い免疫逃避変異体株の同時流行を促進し、したがって、多反応性非中和抗体によるウイルスのトランス感染性／病原性に対する免疫圧力の増加を促している。

この集団レベルの免疫圧をなくすためには、ウイルスは、ワクチン接種者の大多数が使用している、重症化を防ぐための非常ブレーキを解除できる変異株を進化させる必要がある。したがって、多反応性非中和抗体に依存したウイルスのトランス感染性の抑制から脱出するために、より強毒な新しい変異株が独自に選択され、単一の優勢な変異株に集約する可能性が高い。そのような変異株は、一定以上の集団レベルの免疫圧を受けると、その毒性を解き放つであろう。このような完全に中和抗体耐性で強毒性の変異体（すなわち HIVICRON）は、高度にワクチン接種された集団それぞれに、非同期的に、抗体非依存性重症 COVID-19 疾患増強の波を引き起こすと私は予測している。

8.4.　接種者の中では、オミクロン前の時期にワクチンの初回接種シリーズを非 mRNA ワクチンで完了し、その時期には有症状の感染を経験しなかった人は、その後、オミクロン（子孫）株へ曝露してブレークスルー感染した場合に、最も立体的免疫再集中を起こしにくいと考えられる。したがって、彼らは細胞性自然免疫系を維持し、訓練を続けることができるかもしれない。細胞性自然免疫系の訓練能力を維持したワクチン接種者とそうでない者をどのように区別すればよいだろうか。

　武漢株特異的なワクチン由来潜在的中和抗体に対するオミクロンの広範な抵抗性は、最終的に、高度にワクチン接種された集団における多反応性非中和抗体を介したワクチン・ブレークスルー感染の高い発生率につながった。この進化により、ウイルスは細胞性自然免疫系を回避する一方で、呼び戻されたメモリー Th 細胞は、より保存された免疫劣勢エピトープに対して新しい体液性免疫応答を引き起こすことができた。多反応性非中和抗体を介したワクチン・ブレークスルー感染の**大規模発生**は、立体的免疫再集中を引き起こし、大規模な免疫逃避を促進し、SARS-CoV-2 が、

高度にワクチン接種された集団で、高感染性変異株を進化させる原動力となった。これらの高感染性変異株は、現在、オミクロン前の変異株で細胞性自然免疫系を訓練できなかった、あるいは立体的免疫再集中が起こった結果、細胞性自然免疫系の訓練が無効化されたワクチン接種者に、抗体非依存性ワクチン・ブレークスルー感染を引き起こしている。

　細胞性自然免疫系のウイルス排除能力の訓練や、維持に失敗すると、ワクチン接種者が強毒性の変異体に曝露されたときに、抗体非依存性重症 COVID-19 疾患増強に感染するリスクが高くなる。そのため、ワクチン接種者の細胞性自然免疫系が、流行している変異株の感染性の増加に見合った訓練を行えているかどうかを評価することは、予後の観点から、極めて重要である。

　オミクロン前の時期に接種者に起こった有症状感染は、多反応性非中和抗体依存性ワクチン・ブレークスルー感染ではないだろう。なぜなら、ワクチンでプライミングされた潜在的中和抗体のオミクロン前の変異株に対する中和能力は、多反応性非中和抗体を誘導するほど低くはないからである。したがって、オミクロン前の時期には多反応性非中和抗体依存性ワクチン・ブレークスルー感染は発生しておらず、したがって、オミクロン前の時期の有症状感染では細胞性自然免疫系はバイパスされなかった。

　しかし、接種者が初めて感染症状を呈したのがオミクロンの出現直後であった場合には、疾患の原因となった多反応性非中和抗体依存性ブレークスルー感染が立体的免疫再集中を引き起こし、細胞性自然免疫系を回避したかどうかはわからない。立体的免疫再集中を引き起こすことなく多反応性非中和抗体依存性ブレークスルー感染を起こした「訓練された」接種者は、非接種者（オミクロン前の変異株に増殖性感染した直後に、オミクロン初期株または初期オミクロン子孫変異株に曝露して、多反応性非中和抗体依存性ナチュラル・ブレークスルー感染を起こした非接種者）と

同様に、重い症状を伴わず発症した（図5A および図7）。一方で、多反応性非中和抗体依存性ブレークスルー感染によって立体的免疫再集中が起こった接種者は、短期間（おそらく1～3ヶ月程度の間）は増殖性感染を免れ[58]、その後は同様に、重症ではなく発症しうる[59]。

　しかし、パンデミックが現在の段階（高感染性オミクロン子孫株の同時感染を特徴とする）に至っても、細胞性自然免疫系の訓練を維持している接種者とそうでない接種者を臨床的に区別することはできない。細胞性自然免疫系の訓練を維持し、かつ、オミクロン初期株、または初期オミクロン子孫変異株に曝露後まもなく、高感染性変異株に曝露した接種者は、今も多反応性非中和抗体によるブレークスルー感染を起こしているかもしれないが、一方で、（多反応性非中和抗体によるウイルスのトランス感染性／病原性抑制効果によって）重症化から守られている。しかし、同時流行中の高感染性変異株からのウイルス排出が減少していることと（3.2章、3.3章、6.2章）、より病原性の高いオミクロン子孫株は感染性が減弱する（文献56）ことから、彼らは次第に多反応性非中和抗体によるブレークスルー感染を起こしにくく（なり、したがって全く発症しなく）なる可能性がある。一方で、立体的免疫再集中によって細胞性自然免疫系の維持訓練が阻害されたり、無効化されたりしてしまった接種者は、今は、抗体非依存性ワクチン・ブレークスルー感染を起こしている。抗体非依存性ワクチン・ブレークスルー感染では多反応性非中和抗体によるウイルスのトランス感染性／病原性の抑制は維持され、細胞傷害性Tリンパ球によるウイルス除去が活性化されるため（4.2章）、細胞性自然免疫系の訓練能力が不十分な接種者も重症疾患から守られ、次第に疾患感受性自体下がってきている。

　以上にように、パンデミックのオミクロン期に有症状で罹患し、その後は mRNA 接種をしなかった接種者が、今も細胞性自然免

疫系の機能を保っていた／保っているかを臨床データや病歴から判断することは不可能なのである。

　残念ながら、現在のところ細胞性自然免疫の訓練レベルを直接測定する検証された測定方法はない。しかし、各個人の発症前の接種歴から細胞性自然免疫系の訓練能力が保存されているかどうかを推測することは出来る。

　有症状感染を起こす前に、非 mRNA ワクチンであれば3回以上、mRNA ワクチンを含むならば2回以上の接種を受けた人の細胞性自然免疫系は十分に訓練されていない可能性が高い。オミクロン前の時期に、未接種者が有症状感染した後、1回接種した場合、細胞性自然免疫系の訓練は継続されていないだろう。mRNA ワクチンの場合、**無症状／軽症**感染後であっても、たった1回の接種で立体的免疫再集中を十分に起こしうる（図1）。

　一方、これらのカテゴリーに含まれない接種者は立体的免疫再集中を引き起こすワクチン・ブレークスルー感染を避けられた可能性が高く、オミクロン前やオミクロン（由来）系統への曝露によって細胞性自然免疫系の維持訓練を継続できたと考えられる。典型的には、非 mRNA ワクチンで、有症状感染の前のせいぜい1回、多くても2回の接種にとどめた場合、または無症状／軽症感染後の1ないし2回の接種にとどめた場合である。

8.5.　mRNA ワクチン接種後や非 mRNA ワクチンのブースター接種後の、オミクロン初期株や初期オミクロン子孫変異株への曝露は立体的免疫再集中を引き起こす。立体的免疫再集中は細胞性自然免疫系の訓練を妨げるため、現在では多くのワクチン接種者の重症化抑制は多反応性非中和抗体のみに依存している。

　立体的免疫再集中を可能にするワクチン・ブレークスルー感染や立体的免疫再集中を可能にするワクチン接種（すなわち mRNA ワクチン接種）は、細胞性自然免疫系を回避し、体液性

免疫反応を遊離ウイルス粒子または（mRNA ワクチン接種の場合は）S タンパク質表面の（免疫劣勢）S タンパク質関連エピトープに方向づけ直す。立体的免疫再集中は細胞性自然免疫系の訓練を抑制または無効化し、ウイルスの免疫逃避を促進する。したがって立体的免疫再集中はワクチン接種率の高い集団の中で広範囲に多反応性非中和抗体によるワクチン・ブレークスルー感染の発生を促進する（図 4）。これによって細胞性自然免疫系の回避が不可逆となった。立体的免疫再集中を経験した接種者は、多反応性非中和抗体依存性ワクチン・ブレークスルー感染に曝されてきたが、それは、立体的免疫再集中による免疫逃避の結果、高感染性免疫逃避株が出現するまでのことである。高感染性免疫逃避変異株は（多反応性）抗体非依存性ワクチン・ブレークスルー感染を引き起こすので、接種者は、多反応性非中和抗体によるウイルスのトランス感染性抑制によって重症化を免れることができている。

　以上のことを、私は、以前の感染によってプライミングされた免疫が立体的免疫再集中を引き起こし、その後のワクチン接種時に細胞性自然免疫系の訓練を無効化する（図 1）、という自らの免疫学的理解に基づいて結論している。しかし**未感染時に**受けたワクチン接種であっても立体的免疫再集中を起こすことがある。これは、例えば、mRNA ワクチンによる初回接種シリーズの後に増殖性感染（または mRNA ワクチンによるブースター接種）した場合である。立体的免疫再集中は接種者が多反応性非中和抗体依存性ワクチン・ブレークスルー感染を起こした場合のみ起こりうる（図 7）。多反応性非中和抗体依存性ワクチン・ブレークスルー感染は、ワクチンによってブーストされた者がオミクロン初期株や初期オミクロン子孫変異株に曝された場合に起こる。

　立体的免疫再集中を可能にするワクチンやワクチン・ブレークスルー感染は、細胞性自然免疫系の訓練を阻害するため、接種者の大多数の重症化の制御は多反応性非中和抗体によっている。訓

練された細胞性自然免疫も、多反応性非中和抗体も、変異株非特異的である。その一方、訓練された細胞性自然免疫は免疫記憶を備えるが、Th 非依存性に多反応性非中和抗体を産生する B 細胞は免疫記憶を持たない。

　言い換えるなら、多くの接種者は現在、多反応性非中和抗体の病原性中和性によって防御されている。その活性は多反応性非中和抗体の産生が持続的に刺激されることでしか維持されない。しかし、多反応性非中和抗体の産生は、繰り返すウイルス曝露やワクチン由来抗体の力価減少により、今や、あやういものとなっている（3.1 章）。

第9章

集団ワクチン接種：中和抗体に依存した疾患防御から抗体非依存性重症疾患増強へ。

(図 2、図 8、図 9)

オミクロンが中和され難くなったのは、パンデミック中に集団ワクチン接種を行ったことに間違いなく起因している。高度にワクチン接種された集団では、オミクロンの中和性が低下した後、立体的免疫再集中を可能にするワクチン・ブレークスルー感染が大規模かつ急速に発生した。これらを総合すると、オミクロンの出現以降の免疫逃避変異株の急増は、間接的に集団ワクチン接種プログラムに根ざしていると結論付けるのが妥当であろう。ワクチン接種率の高い集団では、オミクロンは、立体的免疫再集中を可能にするワクチン・ブレークスルー感染を大規模に発生させたため、ワクチン接種者の訓練されていない細胞性自然免疫系では、現在、同時流行している、激烈な立体的免疫再集中による免疫逃避の結果発生した高感染性変異株の感染を、効果的に制御することができないのだ。

　結論として、高度にワクチン接種された集団において、オミクロンは高感染性子孫株への進化を自己触媒することに成功し、それによって、より病原性の高い新たな免疫逃避変異株の出現への道を開いたと言える。そして、最終的には、より高い固有感染性、中和抗体回避性、および高毒性を兼ね備えた HIVICRON が自然選択されることになるだろう。従って、オミクロンは恵みなどではなく、オミクロンがもたらす惨劇は、すべて集団ワクチン接種プログラムが原因であると結論づけるしかない。

　オミクロン前の変異株は、変異株特異的な受容体結合ドメインに収束する多様な変異スペクトラムを持つことが特徴である。その変異のホットスポットにおける抗原ドリフトによって、多様なスペクトラムの、より変異株特異性の高い機能性抗体に対する抵抗性を次第に高めていった。その抵抗性は、感染抑制性から、ウイルス中和性に対するものへと次第に進化していった。集団レベルの免疫圧の上昇に対応して、ウイルスは最終的にオミクロンへと進化した。オミクロンは、ウイルスの免疫逃避能力を驚異的に

高めることに成功した。それは、オミクロンが、高度にワクチン接種された集団に、多反応性非中和抗体依存性のワクチン・ブレークスルー感染を広範囲に引き起こし、それによって、集団が、Sタンパク質の、より保存された中和性および感染促進性ドメインに（立体的免疫再集中を介して）急速に高い免疫圧をかけるようになったためである。このため、初期オミクロン子孫変異株は（保存されたN末端ドメインと受容体結合ドメインに、特定の、高度に変異株特異的な変異を、共通して順次取り込むことによって[60]）、広範に機能する抗体から急速に逃避した。大規模な免疫逃避は、高度にワクチン接種された集団において、高感染性オミクロン子孫株を同時流行させるようになり、今や、抗体非依存性のワクチン・ブレークスルー感染を引き起こして、ウイルスの病原性に対する免疫圧を徐々に高めている。

　我らが専門家は、mRNAワクチン接種／ブースターとワクチン・ブレークスルー感染が、重症化を防ぎ、増殖性感染さえも防ぐ、幅広い交差反応性抗体を誘導すると期待しているようだが、細胞性自然免疫系の訓練を妨げ、大規模な免疫逃避を引き起こすことを無視している。オミクロンによるワクチン・ブレークスルー感染は細胞性自然免疫系の訓練能力を奪うため、ワクチン接種者は自らの防御をワクチン由来抗体に委ねるしかない。しかし、ワクチン由来抗体はオミクロン登場以降、直接、または（立体的免疫再集中を介して）間接的に、大規模な免疫逃避を促進してきたのである。その結果、高感染性変異株が急速に主流となって同時流行するようになった。それによって、現在ではウイルスの病原性に対する集団レベルの免疫力が徐々に大きくなっている。したがって、同時流行中の変異株の抗体非依存性ウイルス固有感染性増強は、やがて、抗体非依存性ウイルス固有病原性増強へと進化し、高度にワクチン接種を行った国や地域に、抗体非依存性重症COVID-19疾患増強の波が押し寄せる可能性が非常に高いと考え

られる。

　以上のことから、高度にワクチン接種された集団にオミクロン
が出現したことで、集団ワクチン接種プログラムによって引き起
こされたウイルス免疫逃避のダイナミクスは、戻ることのできな
い地点に到達したと判断することは妥当と言えよう。この恐るべ
き進化の背景には、立体的免疫再集中によって、オミクロン初期
株とそれに由来する免疫逃避変異株が、自己触媒的に大規模な免
疫逃避を促進できるようになったことがある。現在、免疫逃避は
同時流行中の高感染性変異株によって引き起こされているため、
ワクチン接種率の高い国や地域は、それぞれ、高い病原性を持つ
免疫逃避変異株が選択されていないかどうかを常に念頭に置いて
おかなければならない。

　多反応性非中和抗体はSタンパク質のN末端ドメイン内の保
存された抗原領域に結合するため、オミクロン初期株およびすべ
ての初期オミクロン子孫変異株は、既存の潜在的中和抗体ではも
はや十分に中和されない。そのため、接種者にとっては高感染性
を獲得したのと同じこととなる（上述の、保存された抗原部位に、
同じ多反応性非中和抗体が結合するため）。同様に、既存の病原
性中和抗体で十分に抑制されなくなったすべての高感染性オミク
ロン（子孫）変異株は、病原性が強化されたことになる（上述の、
保存された抗原部位に、同じ多反応性非中和抗体が結合できなく
なるため）。多反応性非中和抗体の結合阻害は、おそらくO型糖
鎖変異を介して起こり（文献5）、抗体非依存性の重症化促進を
引き起こすと考えられる。

　オミクロンの登場が、人類史に極めて重要な出来事として記憶
されるのは間違いないと私は確信している。集団ワクチン接種は、
自然のウイルスパンデミックを**免疫逃避パンデミック**に変え、オ
ミクロンは免疫逃避パンデミックを**逃れることのできない免疫逃
避**パンデミックに変えた（図12）。つまり、高度にワクチン接

を行った国では、オミクロンが免疫逃避パンデミックを、不可逆的かつ決定的に進化させ、もはや大規模な宿主免疫では止められなくなってしまった。それを止められるのは、大規模な宿主集団の大量死のみである。これは、技術によって生態系をコントロールできるという人間の信じがたいほど単純な考えを、自然が容赦なく罰するという、最も破壊的、かつ、明白な例として歴史に残ることになるだろう。

第 10 章

結論

自然感染とワクチン接種の大きな違いは、自然感染では細胞性自然免疫系が訓練されるのに対し、ワクチン接種では（非複製ワクチンを使用した場合）訓練されないことである。（急性自己限定性感染を引き起こすウイルスによる）パンデミック時に大規模なワクチン接種プログラムを実施する場合、抗体が成熟する（すなわち、完全な親和性と機能性を獲得する）のに時間がかかるため、自然免疫の訓練がされないことは特に問題となる。パンデミック時に集団ワクチン接種を行うと、まず、Sタンパク質に低親和性で結合する抗体の誘導が起こり、ウイルスの感染性に対して不十分な集団レベルの免疫圧力をかけ、さらに（ワクチンによる中和抗体が成熟するに従い）ウイルスの中和に対して集団レベルの免疫圧力がかかるようになる。これは最終的に、より感染性が高く、より中和されにくい変異株の自然選択と拡大につながる。しかし、この免疫逃避パンデミックのオミクロン前の段階では、ワクチン接種者には高親和性中和抗体が高力価に備わっており、細胞性自然免疫系が弱い人（例えば、合併症がある者、高齢者、免疫低下状態の者）は、ワクチン接種による恩恵を受けることができた。一方、ワクチン非接種で免疫学的にナイーブな人々（SARS-CoV-2 に対し全く免疫を持たない者）は、SARS-CoV-2 を撃退するために細胞性自然免疫系に完全に頼らざるを得なかった。幼い子どもや細胞性自然免疫の強い健康な人を除いて、彼らの多くは、初めてウイルスにさらされたとき、中程度の疾患症状を呈した。ワクチン非接種の高齢者や合併症のある者は、しばしば重症化した。

　しかし、健康なワクチン非接種の細胞性自然免疫系は、ひとたび増殖性感染を経験すれば、免疫記憶を獲得する。これは**免疫逃避パンデミック**に巻き込まれた人にとって最適な免疫防御となる。なぜなら、感染の記憶を刷り込まれた自然免疫細胞（すなわちNK細胞）は機能的リプログラミングを果たし、変異株にかかわ

らず、ウイルス感染の初期段階でSARS-CoV-2に感染した細胞を排除できるようになるからである。「訓練された」細胞性自然免疫系が、感染後まもなく、大部分のウイルスを除去するため、健康で感染経験のあるワクチン非接種者は、次にウイルスに曝された時には増殖性感染を起こしにくくなり、発症しにくくなる。より感染性の高い変異株の場合であっても、適切に訓練された細胞性自然免疫系は、疾患[61]及びナチュラル・ブレークスルー感染に対する防御力を向上させる。細胞性自然免疫系がウイルス量を減少させるため、ブレークスルー感染しても立体的免疫再集中を生じず、したがって、免疫逃避を促進しない。

　ウイルスは（集団レベルの免疫圧力の結果として）継続的に感染行動を更新してきたが、接種者の大多数はCOVID-19ワクチンによって誘導された抗体に頼るほかに選択肢がない。（それは、ワクチンが非複製型であり、細胞性自然免疫系を訓練しないだけでなく、しばしば訓練を阻害したり無効化したりすることさえあるためである。）オミクロンによる劇的な免疫逃避の結果として、ワクチン抗体の中和活性が劇的に減少すると、ワクチン接種率の高い国では、大規模な多反応性非中和抗体依存性ワクチン・ブレークスルー感染が発生した。ワクチン接種率の高い集団では、短期間の免疫防御力の向上の後、大規模な立体的免疫再集中を可能とするワクチン・ブレークスルー感染が拡大し——多くの場合、mRNAワクチンが火に油を注いだ——ウイルスの感染性に対する免疫圧力を増大させた。ワクチン接種者における、このような大規模な多反応性非中和抗体依存性ブレークスルー感染は、ウイルスの大規模な免疫逃避を促し、高感染性オミクロン子孫株の同時流行の原因となった。これらの新たに出現している変異株は、いまや、抗体非依存性ワクチン・ブレークスルー感染を引き起こし、そのため、細胞性自然免疫の訓練が抑制、あるいは無効化された接種者は、症状が軽減されている一方で、次第にウイルス病

原性に対する免疫圧力を増加させている。対照的に、非接種者での疾患症状の軽減は、細胞性自然免疫系が訓練された結果として、これらの高感染性免疫逃避変異株に対するウイルス除去能力が向上していることによる。

　免疫逃避変異株が、ウイルスのトランス感染性／病原性にかけられた大規模な免疫圧力に選択的に適応すると、ワクチンによる重症疾患防御を完全に打ち破り、接種者の様々な遠隔臓器に拡大して増殖可能な、新たな SARS-CoV-2 変異株が選択される可能性が高い。私は、そのような抗体非依存性重症 COVID-19 疾患増強が、細胞性自然免疫の力を十分に育てることができなかったワクチン接種者に集中して起こると予測している。対照的に、新しく出現してくる変異株に継続して曝され、細胞性自然免疫系の維持訓練を継続できた健康な非接種者は、抗体非依存性重症 COVID-19 疾患増強どころか疾患自体からも完全に防御されるだろう。

　この理解に基づけば、ワクチン・ブレークスルー感染によって立体的免疫再集中が引き起こされることによる、変異株 S 特異的潜在的中和抗体からのウイルスの免疫逃避[62]は自己触媒的であり、高感染性の免疫逃避変異株の同時出現を促すものと言ってよい。高感染性免疫逃避変異株は、高度にワクチン接種を行った集団がウイルス病原性に対する集団的免疫圧力を次第に上げる原因となっているが、一方で、接種者の疾患防御力を一時的に改善している。

　高度にワクチン接種を行った国（特に、主に mRNA ワクチンを使用した国）で、接種者の大部分が、まさにその接種者自身がウイルス病原性に対して及ぼしている、増大する大規模な免疫圧力に適応して進化する変異株に打ち勝つことができるとは、私には到底思えない。集団ワクチン接種は疑問の余地なくこの進化の原点であり、——**人類が、自分自身に対して行った**——生物学史

上最大かつ最も危険な生体内機能獲得実験である。

　mRNA ワクチン技術を用いた集団ワクチン接種は、高度にワクチン接種を行った集団において、上述の進化過程を促進させただけに過ぎない可能性が極めて高い。そして、mRNA ワクチンを接種した者の多くは、十分な細胞性自然免疫能力を維持できていないため、抗体非依存性重症 COVID-19 疾患増強を起こす可能性が極めて高い。mRNA ワクチンが、たとえ未感染であったとしても、立体的免疫再集中を引き起こすこと、そして、既に無症状／軽症感染を経験していた者が得ていた細胞性自然免疫系の訓練を無効化できることがその理由である。免疫学的考察に基づけば、感染後のいかなる mRNA ワクチン接種も、既に mRNA ワクチンでプライミングされていた者に対する、いかなる増殖性感染や S タンパクベースの mRNA ブースター接種も、免疫再集中を引き起こした。それによって、さらに細胞性免疫の訓練は阻害され、無効化されさえしたと考えられる。

　したがって、大規模な mRNA ワクチン／ブースター接種はウイルスの感染性に対する集団レベルの免疫圧力の大きさと幅を急激に増加させ、ついにはトランス感染性に圧力をかけるようになった可能性が極めて高い。この集団ワクチン接種プログラムに mRNA 技術を用いたことは、大規模な免疫逃避を促進し、高度にワクチン接種された集団における、突然の破滅的な死亡の波を引き起こすだけであると論理的に結論できるのだ。

　私は以前から、ウイルス、多反応性非中和抗体によるウイルス病原性の抑制に抵抗するためには、S タンパク質の O 型糖鎖プロファイルを変化させることで、多反応性非中和抗体によるウイルスのトランス感染性／病原性阻害効果を解除するような変異が選択されることが必要だろうと考えてきた（文献 5）。（ウイルスの伝搬性が減少した現在、この抑制の解除はウイルスの生存にとって必須となっている）。しかし、O 型糖鎖結合部変異がその

ような影響を持ちうるのは、現在流行中の高感染性変異株による（増殖性）感染を、細胞性自然免疫系では制御できない場合のみである。したがって私は、この免疫逃避パンデミックの間に細胞性自然免疫系を訓練させることができた健康なワクチン非接種者は、皆、重症疾患からも疾患自体からも守られると考えている。ワクチン接種者の抗体非依存性重症 COVID-19 疾患増強に対する高い感受性と、健康な非接種者の細胞性自然免疫のウイルス排除能力の組み合わせによって、ワクチン接種率の高い地域から高感染性オミクロン子孫株が根絶されて、この免疫逃避パンデミックは終わる可能性が高い。

　まとめると、多くのオミクロン前系統に特異的な中和抗体に対する感受性が低下したオミクロン初期株が主流となって蔓延し、不可逆的に免疫逃避を自己触媒するようになった主要なメカニズムは、多反応性非中和抗体を介するワクチン・ブレークスルー感染であると考えられる。免疫逃避の促進は、ついには、高感染性のオミクロン子孫株の同時流行を引き起こし、高度にワクチン接種された集団が、いまやウイルスの病原性に対して、ゆっくりと広範な免疫圧力を増加させつつある。この進化は、ワクチン接種者に抗体非依存性重症 COVID-19 疾患増強を、急速、かつ大規模に引き起こす能力を持つ、新しいタイプの変異体（「HIVCRON」）の自然選択に到達するだろう。対照的に、このパンデミックを通じてウイルスに曝露され続けてきた健康な非接種者は影響を受けることはないだろう。私は、現在の平穏な風景を突然崩す津波の脅威が、高度にワクチン接種された集団に差し迫っていると結論せざるを得ない。

第11章

重要な質問と回答

11.1. オミクロンに対するワクチン・ブレークスルー感染が免疫逃避を自己触媒するのはなぜか。

オミクロンによるワクチン・ブレークスルー感染は、当初は増殖性感染を短期間抑制し（したがって免疫逃避も短期間抑制し）たが、ウイルスの中和抗体からの免疫逃避を促進して新たなオミクロン子孫株を出現させ、現在、多反応性非中和抗体からの免疫逃避に至る道を開いている。

オミクロンによるワクチン・ブレークスルー感染は第1段階の立体的免疫再集中の引き金となった。免疫優勢S関連標的エピトープが適合しない抗体によって免疫的に覆われることで[63]、そのエピトープに対する中和抗体が呼び戻されるのではなく、以前は免疫反応の標的とならなかった[64]、より保存された免疫劣勢S関連エピトープが、広範に機能するが短命の低親和性中和抗体をプライミングする。これらの低親和性抗体は、対応する保存されたエピトープに高い免疫圧をかけることで、免疫的な自然選択を促し、これらの広範な中和抗体から逃避するオミクロン変異株の同時流行を急速に促進した。このような変異株は、保存されたS関連ドメインに祖先の武漢系統に特異的な、限られた共通の変異を組み込んだため、標的であるS関連ドメインは広範に機能性の中和抗体によって認識されにくくなった。

引き続いて、これらの新規免疫逃避変異株に対して多反応性非中和抗体依存性ワクチン・ブレークスルー感染が起こると、既存のワクチン由来潜在的中和抗体と、立体的免疫再集中でプライミングされた潜在的中和抗体は、それぞれ、S関連の免疫優勢なエピトープ、または変異エピトープに結合すると考えられる。これによって、第2段階の立体的免疫再集中が起こり、さらに保存されたS関連ドメインに低親和性で結合する抗体が新たにプライミングされ、感染を促進した。このような低親和性抗体によって、対応する保存されたエピトープに高い免疫圧力がかかり、特定の

オミクロン前の変異株（すなわち、ベータ株、ガンマ株、デルタ株）に共通する感染増強性変異の組合せを取り入れた、広範に機能する感染抑制抗体から逃避する、複数のオミクロン変異株の自然選択が促進され、同時流行するようになった。

第1段階、および、第2段階の免疫再集中によって、全く新しいB細胞が、一部の免疫劣勢S関連エピトープによってプライミングされるようになったため、現在同時流行している高感染性オミクロン子孫免疫逃避変異株では、これまでの変異株とは非常に異なるSタンパク質が選択された（例えば、BA.4/5、XBB、BQ1.1などのBA.2由来株とオミクロン初期株の比較）。このような同時流行する高感染性オミクロン子孫株によって、現在、抗体非依存性ワクチン・ブレークスルー感染が広範に発生しており、それによって、高度にワクチン接種された集団では、多反応性非中和抗体を介して、ウイルスのトランス感染性／病原性に対する免疫圧力が生まれている。

11.2. 「抗原原罪」と立体的免疫再集中はそれぞれどのようにウイルスの免疫逃避に寄与したのか。

ワクチン接種率の高い集団では、オミクロン前の変異株への曝露によって「抗原原罪」が起こり、変異株S特異的中和抗体からの免疫逃避の原因となった。一方、オミクロンや、その子孫変異株に曝露すると、立体的免疫再集中が起こり、変異株S非特異的感染抑制抗体からの免疫逃避を引き起こした。

パンデミックの最中に行った集団ワクチン接種が、ウイルスの免疫逃避に対して及ぼした劇的な影響をさらに強化したのは、オミクロン前の時期では「抗原原罪」であり、オミクロン期においては「立体的免疫再集中」だと言ってよいだろう。オミクロン前の時期には、集団ワクチン接種と再曝露（つまり、親和性成熟が進んだ抗S抗体の呼び戻し）が組み合わさって、SARS-CoV-2の

変異株特異的中和抗体からの逃避を促進させた。一方、オミクロン期にはワクチン・ブレークスルー感染をきっかけとして立体的免疫再集中が起こり、広範に機能する抗体から逃避する新たな変異株の進化が促された。パンデミックの只中に行われた集団ワクチン接種によって単一の変異株（つまりオミクロン初期株）が自然選択された結果、SARS-CoV-2 は、接種者の大多数の変異株 S 特異的中和抗体から速やかに逃避した。さらに、ワクチン・ブレークスルー感染が立体的免疫再集中を可能にして、さまざまな高感染性オミクロン子孫変異株が自然選択されると、ウイルスは変異株非特異的感染抑制抗体からも急速に逃避した。これが**抗体非依存性**ワクチン・ブレークスルー感染を引き起こすことにつながり、現在は、病原性阻害性多反応性非中和抗体からの免疫逃避が進みつつある。このため、高度にワクチン接種の進んだ国で**抗体非依存性**病原性／重症疾患増強が高率で発生する結果となるだろう。

11.3.　なぜ自然免疫系を訓練し続けることが恵みとなるのか。

　訓練された細胞性自然免疫系は感染の初期段階でウイルス量を減少させるため、多反応性非中和抗体依存性のナチュラル・ブレークスルー感染であっても、立体的免疫再集中を起こさない。立体的免疫再集中が起こらなければ、細胞性自然免疫系は、より感染性の高い流行する免疫逃避変異株（「免疫逃避パンデミック」）に対してもウイルスを排除する能力を適応させていくことができる。つまり、細胞性自然免疫系は集団内のウイルス伝搬を抑えると同時に、各個人の病気に対する抵抗性を向上させて行くことができる（これが集団免疫を確立する鍵である）。

11.4.　なぜパンデミック下に集団ワクチン接種を行うことは災いとなるのか。特に mRNA ワクチンの使用が問題なのはなぜか。

　その理由は、非複製型ワクチンは、ウイルスの感染性を担うタ

ンパク質（すなわち S タンパク質）を標的としていることによる。SARS-CoV-2 パンデミックにおける集団ワクチン接種は、より感染性の高いウイルスの自然選択を促し、最終的にウイルスの病原性に対する集団レベルの免疫圧をもたらす（図 6）。特に mRNA ワクチン接種では、接種者は多反応性非中和抗体依存性ワクチン・ブレークスルー感染を起こしやすくなり、それによって立体的免疫再集中が生じ、細胞性自然免疫系の訓練が阻害または無効化される。

　オミクロン前の変異株に初めて曝されたときに、健康な非接種者は、細胞性自然免疫系によってウイルス負荷の大半を、感染の初期段階で排除してしまったため、組織常在抗原提示細胞に取り込まれたウイルスは少なかった。そのため（ワクチンで誘導される抗体の力価と比較して）、非接種者の抗 S 抗体価は比較的低く、短期間で低下した。それが、非接種者では、その後にオミクロン初期株や初期オミクロン子孫変異株に曝露したときに多反応性非中和抗体依存性のナチュラル・ブレークスルー感染を起こしにくかった理由である（図 5B）。

　武漢株を含むオミクロン前の系統によって、前もって細胞性自然免疫系が訓練されている場合には、非接種者が多反応性非中和抗体依存性ナチュラル・ブレークスルー感染を起こしても、子孫ウイルスの産生は相当に減少した。多反応性非中和抗体依存性ナチュラル・ブレークスルー感染が起こるのは、前回の感染（つまり、オミクロン前の変異株による）で上昇した潜在的中和抗体の力価が、まだ十分に下がっていない場合である。しかし、健康な者の訓練された細胞性自然免疫系が子孫ウイルスの産生量を減らすので、既存の S 特異的潜在的中和抗体は、相対的に高濃度で、放出された子孫ウイルスに結合することができる。潜在的中和抗体が子孫ウイルス粒子に十分な量で結合すれば、抗原提示細胞が迅速、かつ、ふんだんにウイルスを取り込むことが可能となり、

立体的免疫再集中を抑制すると共に、細胞傷害性 T リンパ球が活性化されてウイルス感染細胞の細胞溶解性殺傷が促進される。したがって、多反応性非中和抗体依存性ナチュラル・ブレークスルー感染は細胞性自然免疫系の訓練を損なうことなく、SARS-CoV-2 の免疫逃避を促進することもなく、疾患からの迅速な回復を可能とする（図 5A および図 7）。

　対照的に、ワクチン接種は高力価の潜在的中和抗体を誘導し、持続させるが、細胞性自然免疫系の訓練は行わない。細胞性自然免疫が訓練されない状態、あるいは訓練が不十分な状態で、潜在的中和抗体が長期間高力価に存在することが、ワクチン接種率の高い集団で、オミクロンに対する多反応性非中和抗体依存性ワクチン・ブレークスルー感染が、多反応性非中和抗体依存性ナチュラル・ブレークスルー感染よりも高頻度で発生した理由である。同じ理由で、オミクロンに対する多反応性非中和抗体依存性ワクチン・ブレークスルー感染は立体的免疫再集中を引き起こす（図 5C、図 7）。

　既存の潜在的中和抗体の抗体価が高く、細胞性自然免疫の訓練がない場合、ワクチン・ブレークスルー感染は、より立体的免疫再集中を起こしやすくなる（図 5C、図 7）。そうした多反応性非中和抗体依存性ワクチン・ブレークスルー感染では子孫ウイルスの産生率が高まる。したがって既存の S 特異的潜在的中和抗体は相対的に低濃度で、放出された SARS-CoV-2 子孫ウイルス粒子に結合すると考えられる。このような潜在的中和抗体とウイルスとの複合体の平均的循環時間は延長し、組織常在性抗原提示細胞への平均的取り込み（したがって COVID-19 疾患からの回復）が遅れる。そのため、このような複合体が立体的免疫再集中を起こす十分な時間が残され、広範な中和抗体や感染阻害抗体が誘導される。再集中した機能性免疫反応は細胞性自然免疫系の訓練を抑制し、ウイルスの免疫逃避を促進する（図 3、図 4、図 7）。大

規模な免疫逃避は、結果的に高感染性オミクロン子孫株の同時出現と同時流行を引き起こし、ワクチン接種者に多くの抗体非依存性ブレークスルー感染を引き起こした。高度にワクチン接種された集団では、現在、そのようなワクチン・ブレークスルー感染が多反応性非中和抗体を介して、ウイルスの病原性に対する広汎な免疫圧力を次第に高めている（1.2.10 章）。

　立体的免疫再集中を可能とするワクチン接種（すなわち、mRNA ワクチン接種）は接種者の細胞性自然免疫系を損なう一方で、多反応性非中和抗体依存性ワクチン・ブレークスルー感染を多発させる。したがって、mRNA ワクチンが免疫逃避を促進し、ウイルス病原性に対する集団レベルの免疫圧を高めることに大きく貢献しているといってようだろう（図 1、図 4、図 5D、図 7）（1.2.1 章、1.2.2 章、図 7、7.2 章および 8.2 章）。免疫再集中（すなわち、初期オミクロン子孫変異株の中和の失敗）や、新規抗体のプライミングができないこと（即ち、最近のオミクロン子孫変異株の中和の失敗）により、新しい（オミクロンに対応した）mRNA 二価ワクチンは接種者の免疫防御を向上させることはできない。しかし、それでも以前にプライミングされた広範性中和抗体——それらは新規に出現したオミクロン変異株に対する中和力が減弱している——を刺激して増やすことはできるので、多反応性非中和抗体依存性ワクチン・ブレークスルー感染を起こしやすくなる。したがって、これらのワクチンを大規模に導入したことで、高度にワクチン接種を行った集団において、多くの接種者が抗体非依存性重症 COVID-19 疾患増強のリスクを抱えるようになったことは疑いようもない。

　まとめると、パンデミック時のワクチンの大量接種は、免疫逃避を促し、それによって潜在的中和抗体の中和能力を低下させるという点で、災いである。これによりオミクロンは、大規模な多反応性非中和抗体依存性ワクチン・ブレークスルー感染を引き起

こし、立体的免疫再集中を引き起こした。立体的免疫再集中は、個人と公衆衛生の両方の観点において、破滅的な事象と考えられるべきものである。なぜなら、立体的免疫再集中は免疫逃避パンデミック時に細胞性自然免疫系を不可逆的に回避し、高度にワクチン接種された集団における迅速かつ大規模な免疫逃避を促進させるからである。この進化は、mRNA ワクチン接種によって促進された可能性が高い。免疫逃避が促進されたことで、現在では、高いレベルのウイルス固有感染性を示す、複数の新しいオミクロン子孫株が出現している。高感染性オミクロン子孫株は、高度にワクチン接種された集団で、抗体非依存性のワクチン・ブレークスルー感染を引き起こし、それによって、接種者のウイルス排出量を低下させ、疾患症状を緩和させている一方で、ウイルス病原性に対する多反応性非中和抗体を介した大規模な集団レベルの免疫圧を徐々に高めている（図4および図11）（3.1 章、3.2 章、3.3 章）。

11.5.　オミクロン流行の初期に、接種者の方が非接種者よりも罹患率が高かったのはなぜか。なぜオミクロン初期株によるブレークスルー感染を起こした mRNA ワクチン既接種者の予後は良くないと考えられるのか。

　非接種者の多くはオミクロン前の時期に細胞性自然免疫系を訓練しており、多くはオミクロン初期株感染に対して軽症ですんだ。しかし一部の非接種者はナチュラル・ブレークスルー感染を起こして、よりはっきりとした疾患症状を示した。集団の感染率が高かったことと、オミクロン前の変異株とオミクロン初期株の間での（Sタンパク質の受容体結合ドメインにおける）抗原性の相違が大きかったことがこのようなナチュラル・ブレークスルー感染の原因になったと考えられる。（おそらくデルタ株に）増殖性感染後、間もない時期にオミクロンに曝露した非接種者が、オミク

ロン初期株と以前の感染でプライミングされた抗体とのミスマッチ[65]によって発症した（しかし、重症とはならなかった）と考えるのが妥当であろう。このような者では既存の抗S抗体のオミクロン中和能が不十分であったため、多反応性非中和抗体依存性にウイルス感染性が増強され、多反応性非中和抗体依存性ナチュラル・ブレークスルー感染後に発症した可能性が高い（図5Aおよび図5C、図7）。

　対照的に、mRNAワクチンは、オミクロンへの曝露により、有症状の多反応性非中和抗体依存性ブレークスルー感染を**頻繁に**発生させた。これは、mRNAワクチンの立体的免疫再集中を引き起す閾値が非常に低いためである（1.2.1.章と1.2.2.章）。オミクロン前の変異株に曝露したことのある人にmRNAワクチンを1回接種するか、あるいは未感染者の初回接種シリーズのうちの1回がmRNAワクチンであれば、その後、オミクロン初期株に曝露したときに多反応性非中和抗体依存性のワクチン・ブレークスルー感染を起こすのに十分であると考えられる（図1）。言い換えると、mRNAワクチンを接種した人がオミクロン初期株によってブレークスルー感染を起こした場合、それは立体的免疫再集中によるものである可能性が高く、それゆえに予後不良の兆候と考えられる。

　つまり、立体的免疫再集中は細胞性自然免疫系を低下させるため、オミクロン前の時期にmRNAワクチン接種した者がオミクロンによって有症状感染を起こした場合は予後不良の兆候とみなされうるのだ。しかし、接種者であっても細胞性自然免疫系の訓練能力が維持されている可能性がある、いくつかの例外について留意すべきである（8.4章、図1）。

11.6.　オミクロンがワクチン接種率の高い集団で大規模に免疫逃避をおこしたのはなぜか。

ウイルスの進化動態が、宿主からの免疫圧力の関数としてどのように進化していくかということと（図6）、文献から得られた多くの最新データに基づくと、オミクロンによって接種者の免疫システムは、低親和性だが広範に中和する、あるいは感染増強するS関連エピトープに改めて方向づけられたと結論できる。私の洞察は、抗体耐性の変異株の進化動態と、それがウイルスの生物学的挙動や、宿主の免疫反応動態に及ぼす影響を記述した文献の、膨大な量のデータに完全に一致する（すべてを網羅しているわけではないが、理解の助けとなる文献のリストを巻末に掲載した）。

　上述のように、立体的免疫再集中を引き起こすワクチン・ブレークスルー感染では、遊離循環ウイルス上の免疫優勢S関連エピトープと、抗原性の異なる変異株のSタンパクに対して誘導された既存の親和性成熟抗体が、低親和性で結合できるようになる。その免疫優勢エピトープが立体的に隠されることで、免疫系は、より保存されたS関連免疫劣勢抗原部位に免疫反応を向け直し、親和性成熟に数ヶ月かかる広範性抗S中和抗体を生成するようになる。親和性が低いため、このような広範性中和抗体により、対応するS関連標的エピトープに対する免疫圧力が急速に高まり、**大規模なウイルス免疫逃避**が引き起こされる。高度にワクチン接種された集団では、以前に獲得された広範性中和抗体や、広範性感染阻害抗体から逃れて進化した、初期オミクロン子孫変異株によるワクチン・ブレークスルー感染が、固有感染性が高いという点で共通する、様々な新しい変異株の**同時流行**を駆動している。

11.7.　パンデミック下の集団ワクチン接種は、どのようにして危険な免疫逃避パンデミックを発生させたのか。（図6、図8、図9）
　ワクチン接種は潜在的中和抗体の力価を持続的に上昇させるが、細胞性自然免疫系の訓練はできない。オミクロンの登場により、

高度にワクチン接種を受けた集団において、多反応性非中和抗体依存性、かつ、立体的免疫再集中を可能にするワクチン・ブレークスルー感染の発生が大幅に増加した。これによって免疫逃避が促進され、パンデミックは取り返しのつかない方向へ舵を切った。

　パンデミックの最中にSタンパク質ベースのワクチンを大規模に接種した結果、ウイルスの感染性に集団レベルで不十分な免疫圧がかかった。これによって、ワクチンによって誘導された抗体では十分に中和されない免疫逃避変異株の自然選択が促され、主流となった。その結果、感染増強性多反応性非中和抗体が出現し、多反応性非中和抗体依存性ウイルス感染増強を引き起こした。それによって、接種者では自然免疫系 NK 細胞の適応と機能リプログラミング（すなわち、訓練）が大きく阻害されるか無効化されてしまった。

　細胞性自然免疫系を回避し、抗原提示細胞へのウイルスの取り込みが減少する（子孫ウイルス粒子の産生量が高いため、相対的に、既存の潜在的中和抗体の吸着が低濃度となることによる）ことによって、多反応性非中和抗体依存性ワクチン・ブレークスルー感染は、S関連免疫優勢エピトープを隠し、以前に誘導したメモリー Th 細胞を呼び戻す。そのため、ワクチン・ブレークスルー感染によって引き起こされた立体的免疫再集中では、より保存されたS関連抗原ドメインに対する抗体の新規プライミングが可能となった。こうした抗体の機能は短期間で減少し、完全な成熟には数ヶ月かかるため、保存された抗原ドメインに高い免疫圧が急速にかかるようになり、その結果、新しい高感染性免疫逃避変異株の大規模な出現が促進された。ワクチン接種者が高感染性変異株に曝露されると、多反応性非中和抗体の産生が維持される一方で、細胞傷害性 T リンパ球を介したウイルス除去能が向上することから、これらの高感染性系統は現在のところ大人しくしていると結論づけるのが妥当である。

しかし、高感染性オミクロン子孫株に対する多反応性非中和抗体のトランス感染抑制能力が低下していることを考えると、ウイルスの制御は、ウイルスの病原性に対する多反応性非中和抗体を介した集団レベルの免疫圧の漸増と密接に関連していると言える。前述したように、これが、高度にワクチン接種された集団では、重症疾患増強の大波を引き起こす高病原性系統の脅威が、今や差し迫っている理由である。

11.8.　高感染性オミクロン子孫株が複数同時流行するようになって、ウイルスの排出量は減少した。なぜ、このような高感染性変異株が、よりウイルス排出量の多い、より伝搬しやすい変異株ではなく、より病原性の高い変異株へと進化すると予測されるのか。

　高感染性オミクロン子孫株は、接種者の免疫系に、細胞傷害性Tリンパ球活性の増強によるウイルス伝搬性の抑制と同時に、多反応性非中和抗体によるウイルストランス感染性／病原性に対する免疫圧力の増強を強いている。以前の論考（文献5）で、私は、高感染性オミクロン子孫株が、（ワクチン接種率の高い集団での免疫圧力が閾値を突破した場合に）多反応性非中和抗体によるウイルスの病原性に対する免疫圧力を速やかに無効化できる、新しい変異株を選択する瀬戸際にあることと、そのために辿る進化の道筋について詳しく説明した。この経路は、ウイルスが継続的なウイルス複製を確保するための、唯一実現可能で合理的な戦略である。これとは対照的に、高感染性変異株が細胞傷害性Tリンパ球によるウイルス伝播性の抑制から逃れるように進化した場合には、宿主集団を殺してしまうことになるため、ウイルス自身も消滅する運命となる。

　免疫逃避事象のカスケードが最終的に、一連の高感染性変異株の同時流行をもたらしたため、訓練されていない、あるいは十分

に訓練されていない細胞性自然免疫系を持つワクチン接種者は、抗体非依存性ワクチン・ブレークスルー感染に高い感受性を持つようになった。こうしたワクチン・ブレークスルー感染では、既存のワクチン由来潜在的中和抗体が遊離の子孫ウイルスに比較的高濃度で結合できる[66]（3.1 章）。これにより、SARS-CoV-2 ウイルス粒子の凝集が促進される。この緩やかなウイルス凝集体はパトロール中の抗原提示細胞に取り込まれて、細胞傷害性 T リンパ球活性化が促進されるが、その前に、Th 非依存性に多反応性非中和抗体の産生が刺激されると考えられる（3.1 章）。樹状細胞の表面への高感染性子孫ウイルスの吸着が促進されていることから、多反応性非中和抗体産生が再刺激されるにもかかわらず、曝露後のどの時点においても、樹状細胞に繋留されたウイルス粒子に低親和性で結合する多反応性非中和抗体の濃度は薄くなっていると考えられる。この仮定に基づけば、高感染性オミクロン子孫株に（再）曝露された場合、多反応性非中和抗体はウイルスのト・ラ・ン・ス・感染性に対して徐々に免疫圧を高める一方、細胞傷害性 T リンパ球活性の向上により、症状やウイルスの排出や伝播は徐々に減少すると結論づけられる。

　言い換えれば、抗体非依存性ワクチン・ブレークスルー感染によって、ますます多くの SARS-CoV-2 ウイルス粒子が移動性樹状細胞に吸着するようになり、ウイルスの排出量はますます減少するようになる。もっとはっきり言えば、曝露後のどの時点においても、接種者の体内にとどまるウイルスの量がますます多くなるということだ。

　S タンパク質の N 末端ドメインの変異株非特異的抗原部位に近接して数個のアミノ酸変異を導入することで、保存された抗原部位そのものには変更を加えることなく、ウイルスは O 型糖鎖変異を実現し、樹状細胞に付着した高感染性の子孫ウイルスのト・ラ・ン・ス・感染性を高めることができる[67]（文献 5）。そのため、自

然界はウイルスの排出／伝播性ではなく、ウイルスのトランス感染性に対して、集団が体液性免疫の圧力をかけるように生態系を形成した。ウイルスがウイルスの排出性に対する免疫圧から逃れる唯一の方法は、普遍的な MHC クラス I 非拘束性細胞傷害性 T リンパ球結合ペプチドの抗原性を変化させる変異を選択することであろう。ウイルスの感染性を調節するために抗原性を変化させる、S 由来の BCR 結合ペプチドとは対照的に、ユニバーサルな S 由来の T 細胞受容体（TCR）結合ペプチドは、すべての宿主 MHC クラス I ハプロタイプに普遍的に適合するように高度に保存されている必要がある（3.3 章）。このペプチドは、ウイルスの感染性の強弱に関係なく、感染を阻止するために働くため、その抗原性が変化すれば、コロナウイルス感染症の自己限定性は保証されなくなり、コロナウイルスのパンデミックも、宿主集団に大きな犠牲を強いることなく済む。しかし、高い症例致死率は、ウイルスの永続化には逆効果であろう。

11.9. 高感染性変異株が現在複数同時流行しているが、接種者の大多数は病気にかかっていない。そのメカニズムは何だろうか。そのメカニズムは他の疾患に対する防御に影響するだろうか。

　固有感染性の高い複数のオミクロン子孫株が同時流行している結果、ワクチン接種者における MHC クラス I 非拘束性細胞傷害性 T リンパ球の活性が、現在確実に上昇している。ウイルス感染細胞に対する細胞溶解能力が活性化されることで、ワクチン接種者の疾患症状が強く緩和されている。したがって、高感染性オミクロン子孫株の同時流行開始以来、ワクチン接種者の罹患率が低下していることは驚くべきことではない[68]。しかし、細胞傷害性 T リンパ球活性の上昇は、プロフェッショナルな組織常在型抗原提示細胞への SARS-CoV-2 ウイルスの取り込みが促進されていることから生じているため、他の病原体由来の抗原の、抗原

提示細胞による取り込みと提示が妨げられるようになってきている。抗原提示細胞へのウイルスの取り込みが促進されると、CD4+Tヘルプに依存するエフェクターBおよびT細胞の呼び出し、またはプライミングが妨げられる。これにより、ワクチン・ブレークスルー感染は、間接的にBおよびT細胞のレパートリー全体を大きく下方制御し、オミクロン由来変異株だけでなく、他の病原体由来のペプチドプールに対する通常のBおよびT細胞応答が、接種者の感染歴やワクチン歴に関係なく低下する可能性がある（文献27および32）。これが、おそらく、他の急性感染症の発生や、慢性感染性、あるいは非感染性の免疫介在性疾患の再活性化が増加している理由である。同時に、これは接種者の免疫系が同時流行中の高感染性オミクロン子孫株に対して新規の持続性のTh依存性中和抗体をプライミングできない理由でもある。

　私は、接種者の免疫系の失調が、他の疾患の病態を悪化させることを予測してきたが、それだけでなく、ワクチン接種率の高い集団が、本来であれば自己限定性の急性感染症を引き起こす他のウイルス性病原体の無症候性リザーバーとして機能する可能性もあると考えている（文献33-34）。

11.10. 接種者の免疫系はこれらの新しい変異株を認識できないにもかかわらず、ウイルス排出量を大幅に減らしているのはどういう理由なのか。

　高感染性オミクロン子孫株に対する（多反応性）抗体非依存性ワクチン・ブレークスルー感染は、もはや、立体的免疫再集中を起こさず、ウイルス固有感染性の高さは抗原提示細胞によるCD4+ヘルパーT細胞の活性化を妨げるため、変異株S特異抗体や交差反応性抗体の新規プライミングはもう起こらない（8.2章）。ワクチン由来潜在的中和抗体の力価が十分に高い間は、再曝露時にTh非依存性多反応性非中和抗体がトータルとして増え、

多反応性非中和抗体によるウイルス病原性に対する免疫圧力を上げると同時に、ウイルス排出を減少させる。

11.11. なぜ、ワクチンのブースター接種やワクチン接種の対象者を（より若年者まで）拡大することは公衆衛生と個人の健康に大惨事を招く結果にしかならないのか。

多反応性非中和抗体依存性ワクチン・ブレークスルー感染は細胞性自然免疫系を回避し、最終的にはウイルス病原性に対して持続的に広範に免疫圧力をかける。立体的免疫再集中を可能にするワクチン・ブレークスルー感染同様に、mRNA ワクチンは立体的免疫再集中を可能にし、細胞性自然免疫系を阻害し、ワクチン接種率の高い集団は、急激にウイルス病原性に強い免疫圧力をかける一連の免疫逃避イベントを促進する。

したがって、多反応性非中和抗体依存性ワクチン・ブレークスルー感染が多数起こり、mRNA ワクチン接種（ブースター接種含む）を多数行ったところに、さらに集団の別の部分（例えば子ども）に接種範囲を拡大すると、集団内の立体的免疫再集中の発生をふやし、細胞性自然免疫の訓練を阻害または無効化する一方、免疫逃避を促進する。結果として、高度にワクチン接種を行った集団で、様々な高感染性オミクロン子孫株の同時流行が起こった。

たとえ更新されたオミクロン対応ワクチンでブースターを継続したとしても、このような高感染性変異株に曝されていては、もはやワクチン接種率の高い集団ですでに上昇しつつある、多反応性非中和抗体による免疫圧力のスピードを落とすことはできない（8.2 章）。2021 年初頭から私が警告してきた、このウイルスが世界規模の健康災害を巻き起こす条件が、今やすべて揃ったと結論づけるしかない。

11.12. なぜ集団ワクチン接種プログラムによって新たな強毒性

変異株の出現が差し迫ったものとなるのか。

　集団ワクチン接種とウイルス病原性に対し増大する集団レベルの免疫圧力をつなぐ一連のイベントを付属の図に示した（図4、図8）。この自己触媒性のカスケードの根底には間違いなく集団ワクチン接種プログラムがある。パンデミックの真っ只中で展開された集団ワクチン接種キャンペーンによって、変異株S特異的免疫優勢エピトープに向けられた高親和性中和抗体を高力価に持つ者が増え、そのため、ワクチン接種率が高い集団は変異株特異的中和エピトープに対して大規模な免疫圧力をかけるようになった。これらの抗体は完全に成熟するまでに時間がかかるため、集団からの免疫圧力は不十分であり、中和抗体を逃避する、より感染性の高い系統の免疫学的選択を引き起こし、主流となって拡大するようになった。

　ワクチンによって誘導された潜在的中和抗体の中和能が、次々に現れる免疫逃避変異株に発現するSタンパクに対し、さらに低下する中、突然オミクロン初期株が出現した。この特別かつユニークな免疫逃避変異株は、これまでのワクチンでプライミングされた抗体の中和能を驚くほど低下させ、多反応性非中和抗体によるワクチン・ブレークスルー感染を誘発するのに十分なS関連変異を組み込んでいた。

　多反応性非中和抗体によるワクチン・ブレークスルー感染によって、立体的免疫再集中が引き起こされ、その結果、大規模な免疫逃避が起こり、高感染性変異株が出現した。しかし、これらの高感染性変異株はもはや立体的免疫再集中を引き起こすことはない。その代わりに、これらの新規変異株は、抗体非依存性のワクチン・ブレークスルー感染を引き起こし、ウイルスのトラ̇ン̇ス̇感染性に対して持続的に不十分な免疫圧力をかけると同時に、ウイルス排出量の低下をもたらしている（図6）（3.1章、3.3章および6.2章）。

接種者は、自身の免疫系によって、今のところ、（重症の）疾患から守られているが、この恩恵は、ウイルスにとってはその生存に対して、より大きな免疫圧力がかかるということである。この免疫圧力は、ワクチン接種の進んだいくつかの国で急速に高まっている（このことは入院率の上昇から判断することができる）。したがって、免疫逃避パンデミックの現段階においては、ウイルスが生き残るためには、その病原性に対する封鎖を解除する必要があることは間違いないだろう。特に高接種率の国において、集団ワクチン接種がもたらしたとされる利益は、非常に大きな、人命という犠牲をもたらす可能性が高いのである。

11.13. ウイルスが多反応性非中和抗体による免疫圧力から逃避して病原性を増す可能性はどれくらいあるのか。

以前の論考で、私は、多反応性非中和抗体による SARS-CoV-2 の病原性に対する免疫圧力の上昇によって、抗体非依存的な重症化・全身性疾患が引き起こされると予想した。より高度に糖鎖付加されるような O 型糖鎖付加部位変異体が自然選択され、多反応性非中和抗体による・ト・ラ・ン・ス感染阻害が無効化されることによってこれが起こると考えたのである（文献 5）。

多反応性非中和抗体非依存性ワクチン・ブレークスルー感染により、ワクチン接種率の高い集団では、多反応性非中和抗体によるウイルスの病原性に対する不完全な免疫圧力が、持続的かつ広範囲に生じるようになる（そのため、S タンパク質の N 末端ドメイン内の保存された部位のウイルスの・ト・ラ・ン・ス感染性の促進作用が阻害される）。当初、現在同時流行中の高感染性オミクロン子孫株への曝露、および再曝露による、多反応性非中和抗体を介した免疫圧の上昇は、比較的緩やかであった。これは、樹状細胞に付着した高濃度の子孫ウイルスへの多反応性非中和抗体の結合の相対的低下が、高力価で存在した既存のワクチン由来潜在的中

和抗体による、多反応性非中和抗体産生の促進で補われたためである（3.1章）。

　高度にワクチン接種された集団において、ワクチンのブースター接種は、その自己消火効果によって、同時流行中の高感染性変異株に再曝露した時のウイルス排出量を減少させるが、それによってウイルスの生存が脅かされるため、ウイルスは最終的には障害を排除すると私は確信している。それは、もはや「もし」ではなく、「いつ」このような変異株が出現するかという問題であると私は考えている。

11.14.　なぜ人々は驚愕することになるのか。

　通常、増殖性感染に対する防御力の低下は、ウイルスの病原性に対する防御力の低下を意味する。しかし、オミクロンでは、この関係が逆転し、ウイルス感染性の増強が疾患予防（重症化予防）をもたらした。これは、多反応性非中和抗体が（オミクロンに対する中和能力の低下により）ウイルスの感染性を高めただけでなく、移動性樹状細胞に付着した子孫ウイルス粒子によるトランス感染（ひいてはトランス細胞融合）を防いだためと考えられる（文献5）。高感染性のオミクロン子孫株の大規模な流行によって、現在、接種者では多反応性非中和抗体非依存性のワクチン・ブレークスルー感染が発生するようになった。3.1章、3.3章、3.9章で説明したように、これにより、潜在的中和抗体と複合体化したウイルス粒子が組織常在樹状細胞／抗原提示細胞に、より多く取り込まれるようになり、ウイルス感染宿主細胞が細胞溶解性に、より効果的に排除されるようになった（図11）。その結果、ウイルスの排出が減少するだけでなく、症状も緩和される。ワクチン接種者では、感染性の強い子孫ウイルスの（移動性樹状細胞への）付着の促進によって、多反応性非中和抗体を介した免疫圧力が高まるが、大多数の接種者でこの多反応性非中和抗体による免疫圧

力がウイルス病原性の抑制を解除できる閾値以上となるまでは、この逆転関係は維持されるだろう。

この逆転関係は、事実上「津波の前の静けさ」を示しているのだが、現在進行中の進化的ダイナミクスが、ワクチン接種率の高い国の接種者に与えている差し迫った脅威を見えづらくしている。

11.15. 接種者にとって、非接種者にとって、そしてウイルスにとって、免疫逃避変異株のパンデミックはどのようにして終わるのだろうか？ （図4、図8、図9）

集団免疫は感染の伝播を抑制し、罹患率や死亡率を急速に減らしていく。しかし、感染性や病原性に対して集団免疫圧力がかかった場合には、接種者集団の死亡率の著しい上昇を引き起こすことでしか感染伝播は抑制されない。ワクチン接種率が高い国では、この死亡率の上昇に先立ち、他の急性および慢性の感染症、炎症性疾患、免疫介在性疾患による接種者の入院率が上昇する。

同時出現し、同時流行中の高い固有感染性を示すオミクロンの子孫株に絶えず曝露されるため、ワクチン接種者は現在、重症化につながる新たな変異株の繁殖地となることを余儀なくされている。一方、健康な非接種者では、これらの高感染性変異株に同様に曝露することで、（多くの場合、軽く発症するが、その後）細胞性自然免疫系の訓練がさらに進むことになる。このことは、いくつかは既に病原性を強めている、高感染性オミクロン子孫株によって引き起こされる抗体非依存性ブレークスルー感染に対する強固な防御を維持するために決定的に重要である。今後出現するオミクロン由来の変異株は、もはや感染性の強さではなく、病原性の強さで選択されることになるため、十分に細胞性自然免疫系を訓練した非接種者は、病気からも完全に守られるはずだ。ウイルスが、より病原性の高い性質へと進化する限り、ワクチン非接種者、およびワクチン接種によって細胞性自然免疫系の訓練がま

だ損なわれていない接種者にとっては、細胞性免疫による強力なウイルス排除能力を維持するために、ある程度の曝露レベル[69]を維持することが重要となる。

　パンデミックのこの段階においては、高度にワクチン接種された集団の免疫状態に適応するために、ウイルスは多反応性非中和抗体の病原性抑制作用から逃れるための免疫逃避変異株を必要とする。ウイルスの病原性に対する集団レベルの免疫圧は徐々に高まり、最終的には、ワクチン接種の進んだ国々で、別個に、強毒性の免疫逃避株の自然選択を促し、入院や死亡の驚くべき波を引き起こすと考えられる。今までのところ、ワクチン接種者の入院率の上昇は、主に、他の急性および慢性の感染性疾患、炎症性疾患、免疫介在性疾患の発生率の上昇によるものである[70]。

　高度にワクチン接種された集団における、接種者の高い入院率および死亡率と、非接種者の細胞性自然免疫系による高いウイルス排除能力が相まって、このような新たに出現した強毒ウイルス（ここでは「HIVICRON」と呼ぶ）は急速に根絶されると私は考えている。このような固有感染性と病原性が強化された変異株による、接種者の抗体非依存性重症 COVID-19 疾患増強、あるいは増殖性感染を、抗ウイルス薬の予防投与で抑え、ウイルス排出を減らすことができるかどうかは不明である。

　ワクチン接種率の高い国では、パンデミックの終息に高い症例致死率が必要であるのに対し、ワクチン接種率の低い国や地域では、ワクチン接種プログラムを中止すれば、主に集団免疫によってパンデミックを終息させることができるだろう。これらの国では、接種を中止することでウイルスの病原性に対する集団レベルの免疫圧は迅速かつ劇的に低下し、一方で、ワクチン非接種者は集団免疫によってウイルスの伝播を減少させることができる。しかし、ワクチン接種率が比較的低い国でも、人命への被害が比較的大きくなる可能性があることは明らかである。なぜなら、ワク

チン接種プログラムの中止は、接種者を重症疾患から守っていた多反応性非中和抗体がなくなるということを意味するからである。細胞性自然免疫系の訓練が不十分であることと、同時流行中の変異株では（その多くは病原性を増してはいないが）固有感染性が強化されていることを考慮すると、多くのワクチン接種者が重症となる可能性がある（ただし、「重症疾患増強」ではない）。

　もちろん、ワクチン接種率が低い国や地域では、死亡率の上昇と十分な集団免疫を、抗ウイルス剤で補完することで、ウイルス感染をより迅速に抑制することができるだろう。早期の多剤併用療法は、ワクチン接種者の命を救うと同時に、回復者は集団免疫に貢献するだろう。集団免疫と死亡によるウイルス伝播の抑制効果の高さから、最終的にウイルスは根絶されると予想される。しかし、この免疫逃避型パンデミックが世界的に終息するには、すべてのワクチン接種国でウイルスが根絶される必要がある。

11.16.　なぜ COVID-19 ワクチンは、強制はもちろん、誰に対しても推奨されるべきではないのか。

　ワクチン接種者は、ますます感染性の高い免疫逃避変異株を繁殖させる。このため、当初は、ワクチン非接種者の方が（オミクロンによる多反応性非中和抗体依存性ナチュラル・ブレークスルー感染による発症を含めて）発症しやすかったが、再感染後に細胞性免疫の訓練が得られるため、今では非接種者が（多反応性非中和抗体依存性ブレークスルー感染による発症含めて）発症する可能性は低くなっている。しかし、ワクチンによってプライミングされた者がオミクロンに感染した場合には、自然免疫細胞の訓練は阻害されるか、無効化される。これは、接種者では中和能の低いワクチン由来潜在的中和抗体があらかじめ存在するため、オミクロン曝露によって、立体的免疫再集中を可能とするワクチン・ブレークスルー感染が引き起こされるためである。さらに、

初期のオミクロン子孫株によるワクチン・ブレークスルー感染によって引き起こされた立体的免疫再集中は、高感染性オミクロン子孫株の出現と同時流行への道を開き、高度にワクチン接種された集団において、抗体非依存性ワクチン・ブレークスルー感染を広範囲に引き起こす原因となった。抗体非依存性ワクチン・ブレークスルー感染によって、接種者は、現在、ウイルスの病原性に対する、多反応性非中和抗体による免疫圧力を徐々に高めている。このことが、現在、高度にワクチン接種を行った国や地域の多くの接種者にとって、生命を脅かす状況を生み出している。

したがって、いかなる人もワクチンを受けるべきではなかったのだ。ワクチン非接種の健康な人々は、定期的に増殖性感染を経験し、そのおかげで強いウイルス排除免疫能力を備えた訓練された細胞性自然免疫系を持つことになり、最終的にはワクチン接種者よりもはるかに有利になる。訓練された細胞性自然免疫系は、病気に対する個人の免疫防御力を大幅に向上させるだけでなく、免疫逃避を促すことなくウイルス伝搬を防ぎ、集団免疫を確立することに決定的に重要な役割を担う。したがって、パンデミック時にワクチン接種を推進したことは重大な誤りであった。細胞性自然免疫系が弱い人(例えば、高齢者、併存疾患を持つ人、その他免疫抑制状態にある人)であっても、ワクチンを接種すべきではなく、予防的な抗ウイルス剤や早期の多剤併用療法を認め、実施すべきであったのだ。

資料集

引用文献・追加資料・図

　オリジナルのカラー図（英語）は、この URL（https://www.voiceforscienceandsolidarity.org/blog/resources-accompanying-my-book）またはこの QR コードから参照できます〔引用文献は、原著にあった重複を整理して番号をつけ直しました〕。

本文中に引用された文献

1. Kulkarni R. *Antibody-Dependent Enhancement of Viral Infections.* Dynamics of Immune Activation in Viral Diseases. 2020; 9–41. https://doi.org/10.1007/978-981-15-1045-8_2.

2. Liu Y, Soh WT, Kishikawa J ichi, Hirose M, Nakayama EE, Li S, et al. *An infectivity-enhancing site on the SARS-CoV-2 spike protein targeted by antibodies. Cell.* 2021;184(13): 3452-3466.e18. https://doi.org/10.1016/j.cell.2021.05.032.

3. Li D, Edwards RJ, Manne K, Martinez DR, Schäfer A, Alam SM, et al. *In vitro and in vivo functions of SARS-CoV-2 infection-enhancing and neutralizing antibodies. Cell.* 2021;184(16): 4203-4219.e32. https://doi.org/10.1016/j.cell.2021.06.021.

4. Yahi N, Chahinian H, Fantini J. I*nfection-enhancing anti-SARS-CoV-2 antibodies recognize both the original Wuhan/D614G strain and Delta variants. A potential risk for mass vaccination? Journal of Infection.* 2021; https://doi.org/10.1016/j.jinf.2021.08.010.

5. Vanden Bossche G. *Predictions on evolution Covid 19 pandemic.* 2022; https://www.voiceforscienceandsolidarity.org/scientific-blog/predictions-gvb-on-evolution-c-19-pandemic

6. Wu L, Zhou L, Mo M, Liu T, Wu C, Gong C, et al. *SARS-CoV-2 Omicron RBD shows weaker binding affinity than the currently dominant Delta variant to human ACE2. Signal Transduction and Targeted Therapy.* 2022;7(1): 8. https://doi.org/10.1038/s41392-021-00863-2.

7. Tian W, Li D, Zhang N, Bai G, Yuan K, Xiao H, et al. *O-glycosylation pattern of the SARS-CoV-2 spike protein reveals an "O-Follow-N" rule. Cell Research.* 2021;31(10): 1123–1125. https://doi.org/10.1038/s41422-021-00545-2.

8. Watanabe Y, Bowden TA, Wilson IA, Crispin M. *Exploitation of glycosylation in enveloped virus pathobiology. Biochimica et*

Biophysica Acta (BBA) - General Subjects. 2019;1863(10): 1480–1497. https://doi.org/10.1016/j.bbagen.2019.05.012.

9. Shajahan A, Supekar NT, Gleinich AS, Azadi P. *Deducing the N- and O- glycosylation profile of the spike protein of novel coronavirus SARS-CoV-2. Glycobiology.* 2020;30(12): 981–988. https://doi.org/10.1093/glycob/cwaa042.

10. Kull K. *Organisms can be proud to have been their own designers.* Ingenta Connect. *Cybernetics & Human Knowing.* 2000;7(1): 45–55. https://www.ingentaconnect.com/content/imp/chk/2000/00000007/00000001/54

11. Taubenberger JK, Morens DM. *1918 Influenza: the Mother of All Pandemics. Emerging Infectious Diseases.* 2006;12(1): 15–22. https://doi.org/10.3201/eid1201.050979.

12. Patrono LV, Vrancken B, Budt M, Düx A, Lequime S, Boral S, et al. *Archival influenza virus genomes from Europe reveal genomic variability during the 1918 pandemic. Nature Communications.* 2022;13(1): 2314. https://doi.org/10.1038/s41467-022-29614-9.

　以下に強調した文献（13-31）には、本書で概説したウイルスと宿主免疫の間の複雑な相互作用による進化ダイナミクスの根底にあるメカニズムに関する仮説の根拠となるデータが示されている。

13. Quandt J, Muik A, Salisch N, Lui BG, Lutz S, Krüger K, et al. *Omicron BA.1 breakthrough infection drives cross-variant neutralization and memory B cell formation against conserved epitopes. Science Immunology.* 2022; eabq2427. https://doi.org/10.1126/sciimmunol.abq2427.

14. Wang Q, Guo Y, Iketani S, Nair MS, Li Z, Mohri H, et al. *Antibody evasion by SARS-CoV-2 Omicron subvariants BA.2.12.1, BA.4 and BA.5. Nature.* 2022;608(7923): 603–608. https://doi.org/10.1038/s41586-022-05053-w.

15. Kaku CI, Bergeron AJ, Ahlm C, Normark J, Sakharkar M, Forsell MNE, et al. *Recall of pre-existing cross-reactive B cell memory following Omicron BA.1 breakthrough infection. Science Immunology.* 2022;7(73): eabq3511. https://doi.org/10.1126/sciimmunol.abq3511.

16. Nutalai R, Zhou D, Tuekprakhon A, Ginn HM, Supasa P, Liu C, et al. *Potent cross-reactive antibodies following Omicron breakthrough in vaccinees. Cell.* 2022;185(12): 2116-2131.e18. https://doi.org/10.1016/j.cell.2022.05.014.

17. Arora P, Kempf A, Nehlmeier I, Schulz SR, Cossmann A, Stankov MV, et al. *Augmented neutralisation resistance of emerging omicron subvariants BA.2.12.1, BA.4, and BA.5. The Lancet Infectious Diseases.* 2022;22(8): 1117–1118. https://doi.org/10.1016/s1473-3099(22)00422-4.

18. Wratil PR, Stern M, Priller A, Willmann A, Almanzar G, Vogel E, et al. *Three exposures to the spike protein of SARS-CoV-2 by either infection or vaccination elicit superior neutralizing immunity to all variants of concern. Nature Medicine.* 2022;28(3): 496–503. https://doi.org/10.1038/s41591-022-01715-4.

19. Muecksch F, Wang Z, Cho A, Gaebler C, Tanfous TB, DaSilva J, et al. *Increased memory B cell potency and breadth after a SARS-CoV-2 mRNA boost. Nature.* 2022;607(7917): 128–134. https://doi.org/10.1038/s41586-022-04778-y.

20. Munro APS, Janani L, Cornelius V, Aley PK, Babbage G, Baxter D, et al. *Safety and immunogenicity of seven COVID-19 vaccines as a third dose (booster) following two doses of ChAdOx1 nCov-19 or BNT162b2 in the UK (COV-BOOST): a blinded, multicentre, randomised, controlled, phase 2 trial. The Lancet.* 2021;398(10318): 2258–2276. https://doi.org/10.1016/s0140-6736(21)02717-3.

21. Jian F, Yu Y, Song W, Yisimayi A, Yu L, Gao Y, et al. *Further humoral immunity evasion of emerging SARS-CoV-2 BA.4 and BA.5 subvariants. The Lancet Infectious Diseases.* 2022;22(11): 1535–

1537. https://doi.org/10.1016/s1473-3099(22)00642-9.

22. Sugano A, Takaoka Y, Kataguchi H, Ohta M, Kimura S, Araki M, et al. *SARS-CoV-2 Omicron BA.2.75 Variant May Be Much More Infective than Preexisting Variants Based on In Silico Model. Microorganisms.* 2022;10(10): 2090. https://doi.org/10.3390/microorganisms10102090.

23. Cao Y, Jian F, Wang J, Yu Y, Song W, Yisimayi A, et al. *Imprinted SARS-CoV-2 humoral immunity induces convergent Omicron RBD evolution. Nature.* 2023;614(7948): 521–529. https://doi.org/10.1038/s41586-022-05644-7.

24. Starr TN, Greaney AJ, Stewart CM, Walls AC, Hannon WW, Veesler D, et al. *Deep mutational scans for ACE2 binding, RBD expression, and antibody escape in the SARS-CoV-2 Omicron BA.1 and BA.2 receptor-binding domains. PLOS Pathogens.* 2022;18(11): e1010951. https://doi.org/10.1371/journal.ppat.1010951.

25. Muik A, Lui BG, Bacher M, Wallisch AK, Toker A, Finlayson A, et al. *Omicron BA.2 breakthrough infection enhances cross-neutralization of BA.2.12.1 and BA.4/BA.5. Science Immunology.* 2022;7(77): eade2283. https://doi.org/10.1126/sciimmunol.ade2283.

26. Cao Y, Yisimayi A, Jian F, Song W, Xiao T, Wang L, et al. BA.2.12.1, *BA.4 and BA.5 escape antibodies elicited by Omicron infection. Nature.* 2022;608(7923): 593–602. https://doi.org/10.1038/s41586-022-04980-y.

27. Reynolds CJ, Pade C, Gibbons JM, Otter AD, Lin KM, Sandoval DM, et al. *Immune boosting by B.1.1.529 (Omicron) depends on previous SARS-CoV-2 exposure. Science.* 2022;377(6603): eabq1841. https://doi.org/10.1126/science.abq1841.

28. Hoffmann M, Krüger N, Schulz S, Cossmann A, Rocha C, Kempf A, et al. *The Omicron variant is highly resistant against antibody-mediated neutralization: Implications for control of the COVID-19 pandemic. Cell.* 2022;185(3): 447-456.e11. https://doi.org/10.1016/j.cell.2021.12.032.

29. Irrgang P, Gerling J, Kocher K, Lapuente D, Steininger P, Habenicht K, et al. *Class switch towards non-inflammatory, spike-specific IgG4 antibodies after repeated SARS-CoV-2 mRNA vaccination. Science Immunology.* 2022;8(79): eade2798. https://doi.org/10.1126/sciimmunol.ade2798.

30. Witte L, Baharani VA, Schmidt F, Wang Z, Cho A, Raspe R, et al. *Epistasis lowers the genetic barrier to SARS-CoV-2 neutralizing antibody escape. Nature Communications.* 2023;14(1): 302. https://doi.org/10.1038/s41467-023-35927-0.

31. Kaku CI, Starr TN, Zhou P, Dugan HL, Khalifé P, Song G, et al. *Evolution of antibody immunity following Omicron BA.1 breakthrough infection. bioRxiv.* 2022; 2022.09.21.508922. https://doi.org/10.1101/2022.09.21.508922.

32. Vanden Bossche G. *Immuno-epidemiologic ramifications of the C-19 mass vaccination experiment: Individual and global health consequences.* 2022; https://www.voiceforscienceandsolidarity.org/scientific-blog/immuno-epidemiologic-ramifications-of-the-c-19-mass-vaccination-experiment-individual-and-global-health-consequences

33. Vanden Bossche G. *Instead of generating herd immunity, C-19 mass vaccination triggers a chain reaction of new pandemics and epidemics with major impact on global health.* 2022; https://www.voiceforscienceandsolidarity.org/scientific-blog/c-19-mass-vaccination-triggers-a-chain-reaction-of-new-pandemics-and-epidemics

34. Vanden Bossche G. *A Fairy Tale of Pandemics.* 2022; https://www.voiceforscienceandsolidarity.org/scientific-blog/a-fairy-tale-of-pandemics

35. Collier A ris Y, Miller J, Hachmann NP, McMahan K, Liu J, Bondzie EA, et al. *Immunogenicity of the BA.5 Bivalent mRNA Vaccine Boosters. bio Rxiv.* 2022; 2022.10.24.513619. https://doi.org/10.1101/2022.10.24.513619

36. Wang Q, Bowen A, Valdez R, Gherasim C, Gordon A, Liu L, et al. *Antibody responses to Omicron BA.4/BA.5 bivalent mRNA vaccine*

booster shot. bioRxiv. 2022; 2022.10.22.513349. https://doi.
org/10.1101/2022.10.22.513349

37. Collier A ris Y, Miller J, Hachmann NP, McMahan K, Liu J,
Bondzie EA, et al. *Immunogenicity of BA.5 Bivalent mRNA Vaccine
Boosters. New England Journal of Medicine.* 2023; https://doi.
org/10.1056/nejmc2213948.

38. Vanden Bossche G. *Novel bivalent C-19 vaccines: What does
common immunological sense predict in regard to their impact on
the C-19 pandemic?.* 2022; https://www.voiceforscienceandsolidarity.
org/scientific-blog/novel-bivalent-c-19-vaccines-what-does-common-
immunological-sense-predict-in-regard-to-their-impact-on-the-c-19-
pandemic

39. Lempp FA, Soriaga LB, Montiel-Ruiz M, Benigni F, Noack J, Park
YJ, et al. *Lectins enhance SARS-CoV-2 infection and influence
neutralizing antibodies. Nature.* 2021;598(7880): 342–347. https://doi.
org/10.1038/s41586-021-03925-1.

40. Perez-Zsolt D, Muñoz-Basagoiti J, Rodon J, Elosua-Bayes M,
Raïch-Regué D, Risco C, et al. *SARS-CoV-2 interaction with Siglec-1
mediates trans-infection by dendritic cells. Cellular & Molecular
Immunology.* 2021;18(12): 2676–2678. https://doi.org/10.1038/s41423-
021-00794-6.

41. Perez-Zsolt D, Muñoz-Basagoiti J, Rodon J, Elousa M, Raïch-Regué
D, Risco C, et al. *Siglec-1 on dendritic cells mediates SARS-CoV-2
trans-infection of target cells while on macrophages triggers
proinflammatory responses. bioRxiv.* 2021; 2021.05.11.443572. https://
doi.org/10.1101/2021.05.11.443572

42. Vanden Bossche G. *When anti-S(pike) antibodies against Omicron
can no longer sustain the narrative, why not resort to T cells?.* 2021;
https://www.voiceforscienceandsolidarity.org/scientific-blog/when-
anti-s-pike-antibodies-against-omicron-can-no-longer-sustain-the-
narrative-why-not-resort-to-t-cells

43. Madu IG, Roth SL, Belouzard S, Whittaker GR. *Characterization of*

a Highly Conserved Domain within the Severe Acute Respiratory Syndrome Coronavirus Spike Protein S2 Domain with Characteristics of a Viral Fusion Peptide. Journal of Virology. 2009;83(15): 7411–7421. https://doi.org/10.1128/jvi.00079-09

44. Lin DY, Gu Y, Xu Y, Zeng D, Wheeler B, Young H, et al. Effects of Vaccination and Previous Infection on Omicron Infections in Children. New England Journal of Medicine. 2022;387(12): 1141–1143. https://doi.org/10.1056/nejmc2209371.

45. Agerer B, Koblischke M, Gudipati V, Montaño-Gutierrez LF, Smyth M, Popa A, et al. SARS-CoV-2 mutations in MHC-I–restricted epitopes evade CD8+ T cell responses. Science Immunology. 2021;6(57): eabg6461. https://doi.org/10.1126/sciimmunol.abg6461.

46. Dolton G, Rius C, Hasan MS, Wall A, Szomolay B, Behiry E, et al. Emergence of immune escape at dominant SARS-CoV-2 killer T cell epitope. Cell. 2022;185(16): 2936-2951.e19. https://doi.org/10.1016/j.cell.2022.07.002

47. Tamura T, Ito J, Uriu K, Zahradnik J, Kida I, Nasser H, et al. Virological characteristics of the SARS-CoV-2 XBB variant derived from recombination of two Omicron subvariants. bioRxiv. 2022; 2022.12.27.521986. https://doi.org/10.1101/2022.12.27.521986

48. Saito A, Irie T, Suzuki R, Maemura T, Nasser H, Uriu K, et al. SARS-CoV-2 spike P681R mutation, a hallmark of the Delta variant, enhances viral fusogenicity and pathogenicity. bioRxiv. 2021; 2021.06.17.448820. https://doi.org/10.1101/2021.06.17.448820

49. Qu P, Faraone JN, Evans JP, Zou X, Zheng YM, Carlin C, et al. Differential Evasion of Delta and Omicron Immunity and Enhanced Fusogenicity of SARS-CoV-2 Omicron BA.4/5 and BA.2.12.1 Subvariants. bioRxiv. 2022; 2022.05.16.492158. https://doi.org/10.1101/2022.05.16.492158

50. Kimura I, Yamasoba D, Tamura T, Nao N, Suzuki T, Oda Y, et al. Virological characteristics of the SARS-CoV-2 Omicron BA.2 subvariants, including BA.4 and BA.5. Cell. 2022;185(21): 3992-4007.

e16. https://doi.org/10.1016/j.cell.2022.09.018.

51. Chumakov K, Avidan MS, Benn CS, Bertozzi SM, Blatt L, Chang AY, et al. *Old vaccines for new infections: Exploiting innate immunity to control COVID-19 and prevent future pandemics. Proceedings of the National Academy of Sciences.* 2021;118(21): e2101718118.

52. Parmar K, Siddiqui A, Nugent K. *Bacillus Calmette-Guerin Vaccine and Nonspecific Immunity. The American Journal of the Medical Sciences.* 2021; https://doi.org/10.1016/j.amjms.2021.03.003

53. Brogna C, Brogna B, Bisaccia DR, Lauritano F, Marino G, Montano L, et al. *Could SARS-CoV-2 Have Bacteriophage Behavior or Induce the Activity of Other Bacteriophages? Vaccines.* 2022;10(5): 708. https://doi.org/10.3390/vaccines10050708.

54. Li L, Han P, Huang B, Xie Y, Li W, Zhang D, et al. *Broader-species receptor binding and structural bases of Omicron SARS-CoV-2 to both mouse and palm-civet ACE2s. Cell Discovery.* 2022;8(1): 65. https://doi.org/10.1038/s41421-022-00431-0

55. Qu P, Faraone JN, Evans JP, Zou X, Zheng YM, Carlin C, et al. *Differential Evasion of Delta and Omicron Immunity and Enhanced Fusogenicity of SARS-CoV-2 Omicron BA.4/5 and BA.2.12.1 Subvariants. bioRxiv.* 2022; 2022.05.16.492158. https://doi.org/10.1101/2022.05.16.492158

56. Arora P, Cossmann A, Schulz SR, Ramos GM, Stankov MV, Jäck HM, et al. *Neutralisation sensitivity of the SARS-CoV-2 XBB.1 lineage. The Lancet Infectious Diseases.* 2023;23(2): 147–148. https://doi.org/10.1016/s1473-3099(22)00831-3.

追加資料：さらに理解したい方へ

"The greatest enemy in the control of the pandemic is the immunological ignorance of our leading scientific, public health and regulatory experts."

（パンデミック対策における最大の敵は、科学界、公衆衛生、各種規制機関の主要メンバーらが免疫学に関して無知なことである）

https://www.voiceforscienceandsolidarity.org/scientific-blog/the-greatest-enemy-in-the-control-of-the-pandemic-is-the-immunological-ignorance-of-our-leading-scientific-public-health-and-regulatory-experts

"C-19 Pandemia: Quo vadis, homo sapiens?"

（C-19 パンデミック：人類はどこへ向かうのか？）

https://www.voiceforscienceandsolidarity.org/scientific-blog/c-19-pandemia-quo-vadis-homo-sapiens

"Continued mass vaccination will only push the evolutionary capacity of SARS-CoV-2 Spike protein beyond the Omicron version."

（集団ワクチン接種の継続は SARS-CoV-2 のスパイクタンパク質をオミクロン以上に進化させるだけである）

https://www.voiceforscienceandsolidarity.org/scientific-blog/mass-vaccination-will-push-sars-cov-2-spike-protein-beyond-omicron

"A last word of caution to all those pretending the Covid-19 pandemic is toning down..."

（Covid-19 パンデミックが収束し始めているかのように振る舞う人々に、最後に一言…）

https://www.voiceforscienceandsolidarity.org/scientific-blog/a-last-word-of-caution-to-all-those-pretending-the-covid-19-pandemic-is-toning-down

"Omicron is not what was initially considered a mysterious blessing…"

（オミクロンは当初考えられていたような不思議な天の恵みなどではない…）

https://www.voiceforscienceandsolidarity.org/scientific-blog/omicron-is-not-what-was-initially-considered-a-mysterious-blessing

"Will mass vaccination against Omicron give the final blow?"

（オミクロンに対する集団ワクチン接種は最後のとどめとなるのか？）

https://www.voiceforscienceandsolidarity.org/scientific-blog/will-mass-vaccination-against-omicron-give-the-final-blow

"To all those who believe Omicron is signaling the transition of the pandemic into endemicity."

（オミクロンはパンデミックからエンデミックへの移行を示していると考えるすべての人たちへ）

https://www.voiceforscienceandsolidarity.org/scientific-blog/to-all-those-who-believe-omicron-is-signaling-the-transition-of-the-pandemic-into-endemicity

"Omicron: A Wolf In Sheep's Clothing."

（オミクロン：羊の皮を来た狼）

https://www.voiceforscienceandsolidarity.org/scientific-blog/omicron-a-wolf-in-sheeps-clothing

図

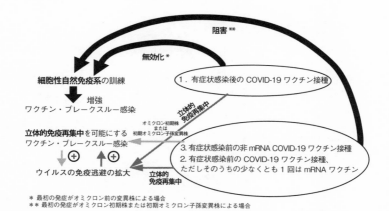

図1：ワクチン接種が免疫逃避と細胞性自然免疫系の訓練に及ぼす影響。

最初の有症状感染がオミクロン前の変異株で起こった場合は、1．その後の mRNA ワクチン接種は細胞性自然免疫系を無効化し、**立体的免疫再集中**を引き起こして広範な免疫逃避を起こすのに十分である可能性が高い。もし最初の有症状感染がオミクロン初期株や初期オミクロン子孫変異株によるものであった場合は、3．発症前に非 mRNA ワクチンを接種している、または2．発症前に少なくとも1回 mRNA 接種をしている場合に、細胞性自然免疫系の訓練は妨げられ、立体的免疫再集中によって広範な免疫逃避が起こる可能性が高い。

立体的免疫再集中を引き起こす閾値は mRNA ワクチンの方が相当に低い。例えば、オミクロン前であれオミクロン期（オミクロン初期株および初期オミクロン子孫変異株の時期）であれ、未感染者に対する初回接種シリーズのうちの1回が mRNA ワクチンであるだけで、立体的免疫再集中が引き起こされて細胞性自然免疫の訓練が妨げられるのに十分なのである。

図　221

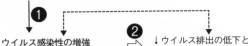

スパイクタンパク質の受容体結合ドメインの
感染増強モチーフへの収束進化

❶

ウイルス感染性の増強
（高感染性オミクロン子孫株）

❷ ↓ウイルス排出の低下と
ウイルス病原性／重症 COVID-19 疾患からの防御

ウイルスのトランス感染性の増強
（より病原性の高い SARS-CoV-2 変異株）

❺ 抗体非依存性ウイルス病原性／重症 COVID-19 疾患増強

❸

↑ウイルスのトランス感染性／病原性
に対する免疫圧力

✚ ❹

同一の O 型糖鎖付加部位変異に対する
追加の糖鎖付加への収束

図 2：高感染性オミクロン子孫株への曝露によって、ウイルス排
出量は減少し、ウイルスの病原性に対する多反応性非中和抗体を
介した免疫圧力は次第に増加する。

これによって新たな高感染性変異株の出現が引き起こされる。その特徴は O 型
糖鎖付加部位変異による高密度 / 豊富な糖鎖を持つことであり、それによって、
より高い固有のトランス感染性 / 病原性を持つ。

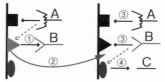

免疫優勢スパイク関連エピトープに低親和性で
結合する既存の抗体が、これらのエピトープを
立体的に覆い隠す原因となる

変異しやすい
免疫優勢エピトープ

より保存された
免疫劣勢エピトープ

より保存され、より抗原性の
低い免疫劣勢エピトープ

スパイクタンパク質

立体的免疫再集中
第1段階

変異株特異的スパイクに弱く
結合する潜在的中和抗体（A）
→広範な中和抗体（B）

立体的免疫再集中
第2段階

変異株特異的Sに弱く結合する
潜在的中和抗体（A）と広範な中和抗体（B）
→広範な感染阻害抗体(C)

図3：立体的免疫再集中を可能にするワクチン・ブレークスルー
感染は、広範に機能する低親和性抗体をプライミングするスパイ
ク（S）関連抗原部位に免疫反応を方向づけ直すことにより、ワ
クチン接種者における大規模なウイルス免疫逃避を促進する。

立体的免疫再集中は、既存の抗体が、（A）子孫ウイルス粒子、または、*in vivo* で
産生されたワクチン抗原（mRNA ワクチンの場合）上の標的エピトープに、そ
れぞれ、低親和性で結合することで起こる。立体的免疫再集中によって誘導され
た免疫劣勢S関連抗原性ドメインに対する抗体は親和性が低いため、より保
存性の高いドメインに高い免疫圧をかけることができる。したがって、立体的
免疫再集中は迅速かつ大規模な免疫逃避を可能にする。第1段階の立体的免疫
再集中は、より保存された免疫劣勢エピトープ（①）に向けられた低親和性の
広範な中和抗体（B）を誘導する。これにより、もはや中和不可能な初期オミク
ロン子孫変異株への大規模な免疫逃避が起こり（②）、新たに多反応性非中和抗
体を介したワクチン・ブレークスルー感染が引き起こされる。それによって、
既存の、中和力の低下した中和抗体（潜在的中和抗体）が新たな子孫ウイルス
粒子に発現するS関連免疫優勢または変異した免疫劣勢エピトープ（それぞれ A,
③、B ,③）と低親和性で結合するようになる。これが第2段階の立体的免疫再
集中の引き金となり、他の、さらに免疫原性の低いS関連免疫劣勢エピトープが、
低親和性の感染阻害抗体を広くプライミングするようになる(C,④)。これによっ
て、多反応性非中和抗体非依存性ワクチン・ブレークスルー感染を誘発する高
感染性のオミクロン子孫株の大規模な出現が促される。

図　223

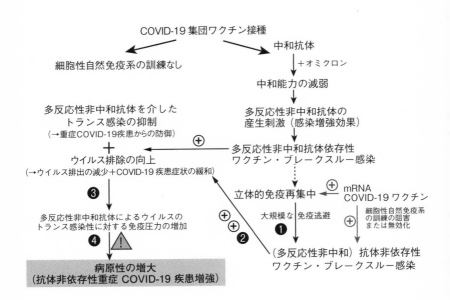

COVID-19 集団ワクチン接種

中和抗体
　　　↓ ＋オミクロン
中和能力の減弱

細胞性自然免疫系の訓練なし

多反応性非中和抗体を介した
トランス感染の抑制
（→重症COVID-19疾患からの防御）

多反応性非中和抗体の
産生刺激（感染増強効果）

⊕

多反応性非中和抗体依存性
ワクチン・ブレークスルー感染

＋

ウイルス排除の向上
（→ウイルス排出の減少＋COVID-19 疾患症状の緩和）

立体的免疫再集中 ← ⊕ mRNA
COVID-19 ワクチン

❸

大規模な 免疫逃避
⊕
⊕

細胞性自然免疫系
の訓練の阻害
または無効化 ⊕

多反応性非中和抗体によるウイルスの
トランス感染性に対する免疫圧力の増加

❶

❹ ⚠

❷

（多反応性非中和）抗体非依存性
ワクチン・ブレークスルー感染

病原性の増大
（抗体非依存性重症 COVID-19 疾患増強）

※　⊕は促進効果を示す。

224

図4：多反応性非中和抗体を介したウイルス感染性の増強は、ワクチン接種者に多反応性非中和抗体依存的なブレークスルー感染を発生させ、それによって立体的免疫再集中を引き起すと考えられる。

高度にワクチン接種された集団では、立体的免疫再集中を可能にするワクチン・ブレークスルー感染が大規模な免疫逃避を促進し、最終的には（感染力の強いオミクロン子孫株の同時流行により）広範な（多反応性非中和）抗体非依存性ワクチン・ブレークスルー感染を促進する（❶）。

広範な（多反応性）抗体非依存性ワクチン・ブレークスルー感染は、接種者を（重症）疾患から持続的に防御し、ウイルス排出を強く減少させる（❷）一方で、高度にワクチンを接種した集団は、ウイルスのトランス感染性に対して多反応性非中和抗体を介する免疫圧（❸）を徐々に高めていく。これにより、接種者の抗体非依存性重症 COVID-19 疾患増強に対するリスクが高まる（❹）。mRNA ワクチンは立体的免疫再集中を引き起こして、細胞性自然免疫系の訓練を阻害または無効化しながら、大規模なウイルスの免疫逃避を促進する。したがって、mRNA ワクチン接種は、高度にワクチン接種された集団における（多反応性非中和）抗体非依存性ワクチン・ブレークスルー感染の発生率を劇的に高めると考えられる。長いタイムラグの後に、高度にワクチン接種された集団は、多反応性非中和抗体を介した免疫圧を急速に増加させる。この進化により、最終的に、極めて毒性の強い変異体が突然出現する可能性がある。このことは、高度にワクチン接種された集団の mRNA ワクチン接種者は、抗体非依存性重症 COVID-19 疾患増強に感染するリスクが高いことを示唆している。

図　225

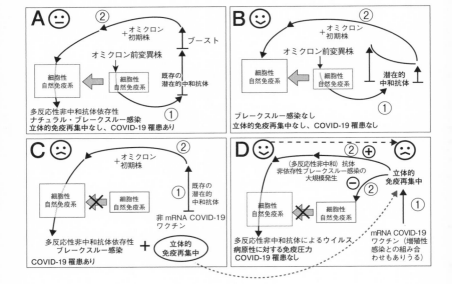

図 5：ワクチン非接種者（A および B）の訓練された細胞性自然免疫は、ブレークスルー感染による立体的免疫再集中の起動を防止するが、ワクチン接種者（C および D）ではそうではない。

A：オミクロン前の変異株によるナチュラル・ブレークスルー感染の直後にオミクロン初期株に曝露した場合には、多反応性非中和抗体依存性ナチュラル・ブレークスルー感染が促進されるが、訓練された細胞性自然免疫によってウイルス子孫の増殖が抑えられるため、立体的免疫再集中は起こらない。

B：オミクロン前の変異株による増殖性感染後、初期オミクロン子孫変異株曝露までに時間がかかった場合、中和力の低下した中和抗体（潜在的中和抗体）の濃度が、多反応性非中和抗体を刺激し、多反応性非中和抗体依存性ナチュラル・ブレークスルー感染を引き起こすには、低すぎるレベルまで低下していると考えられる。

C：非 RNA ワクチンは通常、潜在的中和抗体をより高力価で、より長期間産生する。COVID-19 ワクチンは細胞性自然免疫系を訓練しないため（複製するウイルスを含まないため）、接種者は、初期オミクロン子孫変異株に曝露すると、立体的免疫再集中を可能にする多反応性非中和抗体依存性のワクチン・ブレークスルー感染を起こす可能性が、より高い。

D：mRNA ワクチンは、それ単独で、または増殖性感染との組み合わせで、立体的免疫再集中を引き起こす（①）。そのため、細胞性自然免疫系の回避を促進し、最終的には（多反応性非中和）抗体非依存性のワクチン・ブレークスルー感染を拡大させる（②）。それによって、多反応性非中和抗体を介したウイルスの病原性に対する集団レベルの免疫圧力が増大する。したがって、この免疫逃避パンデミックのオミクロン前の段階で細胞性自然免疫系を訓練するチャンスがあったかどうかに関係なく、ワクチン接種率の高い集団においてm RNA 接種者は、抗体非依存性重症 COVID-19 疾患増強のハイリスク者となる。

図　227

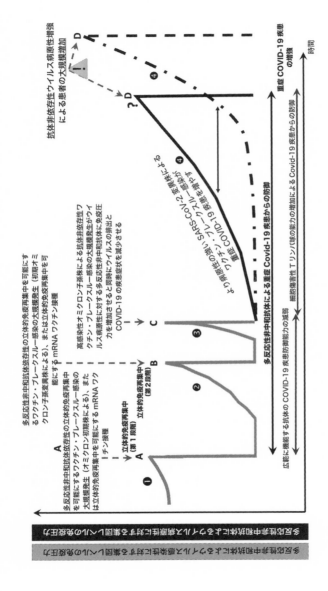

多反応性非中和抗体依存性の立体的免疫再集中により、ワクチン・ブレークスルー感染の大規模発生（初期オミクロン系変異株による）、また立体的免疫再集中を可能にする mRNA ワクチン接種

多反応性非中和抗体依存性の立体的免疫再集中によるワクチン・ブレークスルー感染の大規模発生（オミクロン初期株による）、また立体的免疫再集中を可能にする mRNA ワクチン接種

高感染性オミクロン系変異株による抗体非依存性ワクチン・ブレークスルー感染の大規模発生がウイルス病原性に対する多反応性非中和抗体の免疫圧力を増加させると同時にウイルスの排出と COVID-19 の疾患症状を減少させる

A — 立体的免疫再集中（第１段階）
A → 立体的免疫再集中を可能にする mRNA ワクチン接種
B — 立体的免疫再集中（第２段階）

❶

❷

❸

❹ より高病原性の強い SARS-CoV-2 変異株による重症 COVID-19 疾患を増やす — ワクチン・ブレークスルー感染による重症 COVID-19 の疾患症状

C COVID-19 の疾患症状

? D

? D

抗体非依存性ウイルス病原性増強による患者の大規模増加

重症 COVID-19 疾患の増強

時間

広範囲に機能する抗体の COVID-19 疾患防御能力の減弱 ↔ 細胞傷害性 T リンパ球の増加による Covid-19 疾患からの防御

多反応性非中和抗体によるウイルス病原性に対する免疫レベルの発現圧力

多反応性非中和抗体によるウイルス感染性に対する免疫レベルの発現圧力

図 6：高度にワクチン接種された集団に逆分子疫学（Reverse molecular epidemiology）を適用する。

ディープ変異スキャン（DMS）と血清サンプルの免疫学的特性評価から得られるデータは、ウイルス感染性とウイルス病原性に及ぼされる集団レベルの免疫圧の進化的ダイナミクスに関する情報を提供しうる。DMS データ自体には、ほとんど予測的価値はないが、このデータから得られる集団レベルの免疫圧の進化をモニタリングすることで、重要な変曲点（A、B、C、D）を予測することができる。多反応性非中和抗体依存性ワクチン・ブレークスルー感染は、変異株特異的および変異株非特異的ウイルスの中和性に対する体液性免疫圧を急激に低下させるのに対し（それぞれ A および B）、多反応性非中和抗体非依存性ワクチン・ブレークスルー感染は変異株非特異的ウイルス感染性に対する体液性免疫圧を急激に低下させ（C）、一方で高度にワクチン接種した集団のウイルスのトランス感染性に対する体液性免疫圧を徐々に高める（❹）。

高度に糖鎖付加された O 型糖鎖付加部位変異を持つ高病原性変異体は、最終的にこの免疫圧を消失させる（D）。❶❷❸❹はそれぞれ、中和力の低下した中和抗体（潜在的中和抗体）を介した変異株特異的なウイルス感染性、変異株非特異的な中和性と感染性、そして（変異株非特異的な）病原性に対する免疫圧の増加を示している。

一般論として、ワクチン接種率が高いほど、またブースター接種数が多いほど、ウイルスに対する免疫圧はゆっくりと成長するが、（相当なタイムラグを経て）免疫圧のもととなった抗体の濃度や親和性が集団的に低下するまでに、集団レベルの免疫圧が達するレベルは、より高くなることは重要である。これは、特に mRNA ワクチンの接種率が高い集団に当てはまると考えられる。したがって、これらの集団は、抗体非依存性重症 C-19 疾患増強の大きな波（黒破線）を経験する可能性がより高いということだ〔黒の実線・破線はオリジナルのカラー図では黄色〕。

図　229

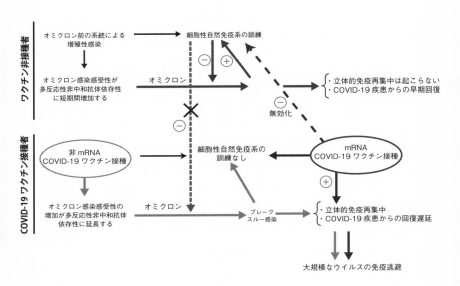

ワクチン非接種者

オミクロン前の系統による
増殖性感染 → 細胞性自然免疫系の訓練

オミクロン感染感受性が
多反応性非中和抗体依存性
に短期間増加する

オミクロン

⊖
⊕

⊖ 無効化

・立体的免疫再集中は起こらない
・COVID-19 疾患からの早期回復

COVID-19 ワクチン接種者

非 mRNA
COVID-19 ワクチン接種 → 細胞性自然免疫系の
訓練なし ← mRNA
COVID-19 ワクチン接種

⊖

⊕

オミクロン感染感受性の
増加が多反応性非中和抗体
依存性に延長する

オミクロン

ブレーク
スルー感染 →

・立体的免疫再集中
・COVID-19 疾患からの回復遅延

大規模なウイルスの免疫逃避

⊖ は抑制効果、 ⊕ は促進的果を表す。

230

図7：オミクロン前の系統に対する増殖性感染では、細胞性自然免疫系の訓練と、潜在的中和抗体の短期間の力価上昇が起こる。

その結果、その後にオミクロンに対してナチュラル・ブレークスルー感染が起こっても立体的免疫再集中は起こらず、細胞性自然免疫系の訓練が強化される。これは、非 mRNA ワクチンによるワクチン接種と対照的である。非 mRNA ワクチンの接種では、細胞性自然免疫系の訓練ができず、高力価で中和力の低下した中和抗体（潜在的中和抗体）が誘導されるため、オミクロンによるワクチン・ブレークスルー感染によって立体的免疫再集中が可能となり、大規模な免疫逃避が生じる。ブースター接種をしてしまうと、その後の増殖性感染はもはやオミクロンによるワクチン・ブレークスルー感染が立体的免疫再集中を起こすことを妨げられない（中央の下向き破線参照）。mRNA ワクチンは、立体的免疫再集中を引き起こし、それによってウイルス免疫逃避を促進し、さらにウイルス曝露時に細胞性自然免疫系の訓練を阻害または無効化する。

図　231

COVID-19 集団ワクチン接種

↓

中和抗体依存性の変異株特異的ウイルス固有感染性の緩和 ⇒ 中和抗体依存性 COVID-19 疾患防御

↓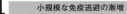
小規模な免疫逃避の漸増

S-RBD 内の中和阻害性変異への収束進化

↓

多反応性非中和抗体依存性ウイルス感染性増強 ⇒ 多反応性非中和抗体依存性ワクチン・ブレークスルー感染（**オミクロン！**）

↓
突然の大規模な免疫逃避

S-RBD 内の中和阻害性変異への収束進化

↓

抗体非依存性の変異株非特異的ウイルス固有感染性の増強⇒(多反応性非中和) 抗体非依存性ワクチン・ブレークスルー感染

↓
大規模な免疫逃避の漸増

S-RBD 内の病原性増強性 O 型糖鎖モチーフへの収束進化

↓

抗体非依存性ウイルス固有病原性の増強 ⇒ 抗体非依存性重症 COVID-19 疾患増強

S-RBD：スパイクタンパク質の受容体結合ドメイン

図 8：集団ワクチン接種を契機とした免疫逃避の進化的ダイナミクスを示すフローチャート。

オミクロンの登場によって、立体的免疫再集中を可能にする多反応性非中和抗体依存性ワクチン・ブレークスルー感染が、中和抗体依存性のワクチンによる**ウイルス固有感染性の緩和**を、抗体非依存性の**ウイルス固有感染性の増強**へと変化させ、その結果、抗体非依存性ワクチン・ブレークスルー感染に火がつくことになった。抗体非依存性ワクチン・ブレークスルー感染は、抗体非依存性ウイルス固有感染性の増強から抗体非依存性ウイルス固有病原性増強への移行を促進する（抗体非依存性重症 COVID-19 疾患増強を引き起こす）。立体的免疫再集中はウイルスの免疫逃避を促進するため、mRNA ワクチンは多反応性非中和抗体依存性のワクチン・ブレークスルー感染の発生を促進した。したがって、mRNA ワクチンは、mRNA ワクチンを高度に接種した集団において、ウイルスの病原性に対する多反応性非中和抗体による集団レベルの免疫圧を高めることに大きく貢献すると考えられる。

スパイクタンパク質の受容体結合ドメイン（S-RBD）は、ウイルスの感染性とトランス細胞融合を促進する構造変化（すなわち、ウイルスの病原性）に大きく関与していることから、S-RBD の収束進化により、ウイルスの感染性と病原性が高まることになる。S-RBD のアミノ酸変異の収束進化がウイルス固有感染性の増強をもたらした。これに対し、ウイルス固有病原性の増強は、S-RBD 内の O 型糖鎖付加部位変異による糖鎖付加の収束進化を伴うと考えられる（文献5）。

図　　233

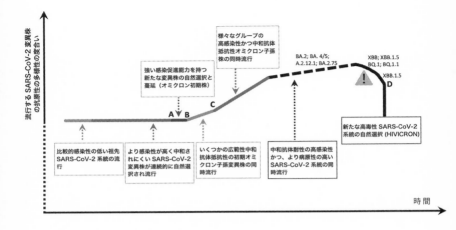

縦軸ラベル: 流行する SARS-CoV-2 変異株の抗原性の多様性の度合い

横軸ラベル: 時 間

図中テキスト:

様々なグループの高感染性かつ中和抗体抵抗性オミクロン子孫株の同時流行

強い感染促進能力を持つ新たな変異株の自然選択と蔓延（オミクロン初期株）

BA.2; BA. 4/5; A.2.12.1; BA.2.75

XBB; XBB.1.5
BQ.1; BQ.1.1
XBB.1.5

A ▼ B   C   D

新たな高毒性 SARS-CoV-2 系統の自然選択 (HIVICRON)

比較的感染性の低い祖先 SARS-CoV-2 系統の流行

より感染性が高く中和されにくい SARS-CoV-2 変異株が連続的に自然選択され流行

いくつかの広範性中和抗体抵抗性の初期オミクロン子孫変異株の同時流行

中和抗体耐性の高感染性かつ、より病原性の高い SARS-CoV-2 系統の同時流行

図 9：より保存された免疫優勢スパイク（S）関連エピトープに対する集団レベルの免疫圧力は、迅速かつ大規模な免疫逃避を促進する。

より保存された S 関連ドメインに対する集団レベルの免疫圧が短期間に急増すると、複数の抗原性の異なる、ほぼ中和抗体耐性の初期オミクロン子孫変異株と高感染性のオミクロン子孫株が急激に同時流行するようになる。ウイルスのトランス感染性に対する集団レベルの免疫圧の高まりは、さまざまな高感染性かつ中和抗体耐性のオミクロン子孫株を出現させるきっかけとなり、それらは O 型糖鎖を徐々に増やし、より高いレベルのウイルス固有病原性を手に入れることになるだろう。

O 型糖鎖付加が進むとウイルスの侵入口を立体的に隠すことになるため、固有の感染性を損なうことなく病原性を高めることに成功した単一の免疫逃避変異株が有利となり、ウイルス変異株の抗原多様性が突然消失するかもしれない（例えば、XBB.1.5）。高度にワクチン接種された集団の全体的な免疫反応が進化して、ウイルスの病原性に対する集団レベルの免疫圧が突然上昇すると、新しいユニークな高毒性変異体（HIVICRON）が選択される。HIVICRON は、抗体非依存性重症 COVID-19 疾患増強の大波を引き起こすことによって、集団レベルの免疫圧を急速に無効化する。変曲点（A、B、C、D）は、図 6 の A-D に対応している。黒い曲線の対応する部分に、いくつかの関連する、より感染性の高い、より病原性の高い、同時流行する変異株の名前を示した〔黒い実線・破線はオリジナルのカラー図では赤〕。

234

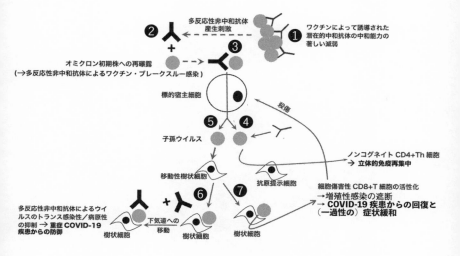

図10：多反応性非中和抗体依存性ワクチン・ブレークスルー感染の病態。

オミクロン初期株に対して中和力の低下した潜在的中和抗体によって、多反応性非中和抗体が刺激され産生される（❶❷）。多反応性非中和抗体が初期オミクロン子孫変異株に結合すると多反応性非中和抗体依存性のワクチン・ブレークスルー感染が引き起こされる（❸）。標的宿主細胞でのウイルス増殖速度が速いため潜在的中和抗体は相対的に低濃度で子孫ウイルス粒子に結合する（❹）。このため、子孫ウイルス粒子の抗原提示細胞への取り込みが遅れ、多反応性非中和抗体依存性のワクチン・ブレークスルー感染が立体的免疫再集中を引き起こすと考えられる。

多反応性非中和抗体によるウイルス感染性の増強は、感染性子孫ウイルスの移動性樹状細胞への吸着をさらに促進し（❺❻）、多反応性非中和抗体による重症化予防をもたらしている。吸着しなかったウイルス粒子がパトロール中の樹状細胞／抗原提示細胞に十分に取り込まれ（❼）、それによって、ウイルスに感染した宿主細胞の細胞傷害性殺傷が促進され、疾患からの回復と軽症化をもたらす。

図　235

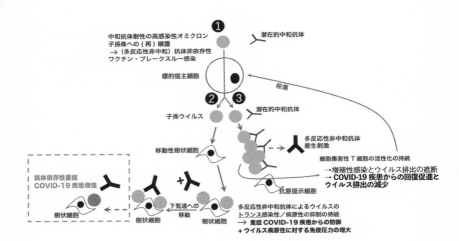

中和抗体耐性の高感染性オミクロン
子孫株への（再）曝露
→ （多反応性非中和）抗体非依存性
ワクチン・ブレークスルー感染

潜在的中和抗体

標的宿主細胞

殺傷

子孫ウイルス

潜在的中和抗体

移動性樹状細胞

多反応性非中和抗体
産生刺激

細胞傷害性 T 細胞の活性化の持続

→増殖性感染とウイルス排出の遮断
→ COVID-19 疾患からの回復促進と
ウイルス排出の減少

抗原提示細胞

抗体依存性重症
COVID-19 疾患増強

樹状細胞

下気道への
移動

樹状細胞

樹状細胞

多反応性非中和抗体によるウイルスの
トランス感染性／病原性の抑制の持続
→ 重症 COVID-19 疾患からの防御
+ ウイルス病原性に対する免疫圧力の増大

図 11：（多反応性非中和）抗体非依存性ワクチン・ブレークスルー感染の病態。

同時流行中のオミクロン子孫ウイルス株は固有感染性が高いことから、標的宿主細胞に、より感染し（❶）、高感染性の子孫ウイルスの産生率を高める。子孫ウイルスは主に組織常在樹状細胞に吸着する。既存の多反応性非中和抗体は移動性樹状細胞に付着した子孫ウイルスに結合することになるが、その結合は相対的に低濃度となる（❷）。既存の多反応性非中和抗体の病原性抑制能の低下により、COVID-19 ワクチン接種率の高い集団は、ウイルス病原性に対する免疫圧を高めるが、一方でなお、接種者は重症化から防御されている。樹状細胞へのウイルス吸着が促進されると、遊離の子孫ウイルス粒子が比較的低濃度になるため、ワクチン由来の中和力の低下した中和抗体（潜在的中和抗体）が遊離ウイルス粒子に相対的に高濃度で結合するようになり、多反応性非中和抗体を刺激する（❸）。多量体化した潜在的中和抗体─ウイルス複合体の、パトロール中の抗原提示細胞への取り込みが促進され、細胞傷害性 T リンパ球が強く活性化されてウイルス感染宿主細胞を殺すようになる。

大規模な抗体非依存性ワクチン・ブレークスルー感染は、疾患症状の緩和とウイルス排出の減少を長期にわたって促進すると考えられる。ワクチンによる潜在的中和抗体力価は（特にブースター接種後）徐々に低下するため、接種者が（大規模な）抗体非依存性ワクチン・ブレークスルー感染を起こすと、多反応性非中和抗体の産生が再び刺激される。これは、ウイルスの病原性に対する多反応性非中和抗体による集団レベルの免疫圧の増加を遅らせることになる。しかし、接種率の高い集団では、潜在的中和抗体力価が低下してくると、最終的には、ウイルス病原性に対する免疫圧が急激に高まることになる。これが、抗体非依存性重症疾患増強の大規模な発生をもたらす、新しい強毒性変異株の選択の引き金になると考えられる。

図　237

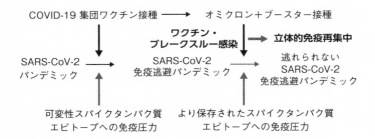

図12：SARS-CoV-2パンデミック中に行われたCOVID-19集団ワクチン接種は、どのようにして自然のパンデミックを逃れられない免疫逃避パンデミックに変えたのか。

脚注

1 たとえば、基礎疾患があるなど、健康状態がよくない場合には細胞性自然免疫の能力は不十分となる。

2 私は、古典的な抗体依存性COVID-19疾患増強は、SARS-CoV-2免疫逃避パンデミックのオミクロン前の時期にのみ発生したと考えている。なぜなら、抗体依存性疾患増強は、抗原ドリフト（少数の点変異）によるウイルス変異株に、既存の高親和性抗体が高力価で結合することにより引き起こされるからである。しかし、低親和性の既存抗体が、異種ウイルス変異株（例えば、抗原的に「シフト」したSタンパク質で覆われた変異株）に結合する場合や、低親和性抗体が同種のウイルス変異株に結合する場合は、標的宿主細胞における増殖性感染が促進される一方で抗原提示細胞は働かない。そのため、これらの細胞の持つプロフェッショナルな抗原提示能力が維持される。

3 Bc抗原はTヘルプを受けて免疫記憶を呼び起こすことができるが、Th非依存性の抗原はメモリーB細胞をプライミングしない。従って、Th非依存性抗原／エピトープは免疫原性が弱く、誘導される抗体は寿命が短い。

4 「免疫隠蔽性（immunocryptic）」エピトープとは、通常は隠れていて抗原性を持たない抗原モチーフのことであり、そのモチーフを含むタンパク質が構造変化を起こさない限り宿主免疫系によって認識できないというものである。たとえば、その抗原の担体が多量体化することで免疫隠蔽性エピトープを表面に繰り返し提示することができるなどすれば、それによって免疫原性を獲得することができる。

5 SARS-CoV-2に感染した細胞やmRNAを取り込んだ細胞の表面に発現するS抗原のThに依存しない性質については推測するしかない。しかし、ウイルス粒子に組み込まれる前、あるいはmRNAを導入

した細胞から放出される前に、3量体Sタンパク質がこれらの細胞表面に反復パターンで提示されると考えられる。

6 ウイルスは感染の初期段階でコグネイト抗原提示細胞による抗原提示を妨げるペプチドを合成する。そのため、自然感染ではウイルス感染細胞の表面に発現したウイルスタンパク質は免疫反応を引き起こすことができない（mRNAベースのワクチンでは異なる！）。したがってコグネイトCD4+Tヘルパー細胞は誘導されない。Tヘルパー細胞による効果的な支援がなければ、SARS-CoV-2感染細胞の表面に一過性に発現するSタンパク質は、免疫反応を引き起こすことができない。

7 トランス感染は、ウイルスのトランス細胞融合と合胞体形成に強く関連することが報告されている。合胞体形成は重症のCOVID-19疾患の予兆である。

8 私は以前、これらの変異にはSタンパク質の糖鎖付加プロファイルの変化が関与していると予測した（文献5）。

9 短命の多反応性非中和抗体が病原性抑制には不充分なレベルとなった時期に、新たに出現した高感染性オミクロン子孫株に曝露した人々を除いて、現在流行中のSARS-CoV-2変異株全てに対し、ワクチン接種者のCOVID-19疾患症状は大幅に緩和されている。

10 広範な交差性を持つメモリーB細胞は、最終的に記憶を獲得するとはいえ、胚中心で親和性成熟を経て本格的な記憶と親和性を獲得するまでに数ヶ月を要する。

11 しかし、ブレークスルー感染は、オミクロン前の変異株に増殖性感染した直後にオミクロン初期株または初期オミクロン子孫変異株に曝露した非接種者にも発生した。彼らが持つ自然感染で誘導された変異株特異的S抗体はオミクロン初期株や初期オミクロン子孫変異株とうまく結合しないため、多反応性非中和抗体依存性のナチュラル・ブレークスルー感染を発症しやすかったのである。

12 本章の記述や考察は、多数の論文で報告されているデータの解釈

や分析に主に基づいている（全てを網羅しているわけではないが、巻末の文献 13-31 がそのリストである）。

13 多量体配列として存在する抗原モチーフは、以前にプライミングされたメモリーB細胞を再刺激し、Th非依存性エピトープに対して親和性成熟した抗体細胞を呼び起こすことができることが知られている。（多糖類結合ワクチンでプライミングされた被験者に、Th非依存性である多糖類でコーティングされたレンサ球菌を投与すると、成熟した抗体が呼び起こされることがこの一例である）。

14 細胞表面に発現したSタンパク質は、Sタンパク質を表面に発現している組織細胞の補体活性化や炎症性サイトカインカスケードを誘発し、臓器特異的な炎症関連疾患を引き起こすと考えられる。

15 Defining Viral DRiPs: Standard and Alternative Translation Initiation Events Generate a Common Peptide From Influenza A Virus M2 and M1 mRNAs https://www.ncbi.nlm.nih.gov/pmc/articles/PMC4868770/

16 感染、またはCOVID-19ワクチンによってCD4+Tヘルパー細胞がプライミングされた後にmRNAワクチン接種を行うと、低親和性メモリーB細胞がプライミングされ、その後のウイルス曝露時に立体的免疫再集中を引き起こす可能性が高い。

17 mRNA二価ワクチンは、祖先型である武漢株と新たに出現したオミクロン由来の変異株（例：BA.4/5亜種株）を標的としている。

18 オミクロン初期株には30以上の点変異が組み込まれ、そのうち15はSタンパク質の受容体結合ドメインにある（文献6）。

19 これらの変異は、オミクロン前のSARS-CoV-2変異株（例えば、ベータ、ガンマ、デルタ系統）の固有感染性を高める原因となっていた特定のエピトープで構成されている。

20 低親和性の変異株S特異的抗体と同様、Sタンパク質のN末端ドメイン内のより保存されたドメインに低親和性で結合する抗S抗体は、広範に（すなわち、変異株非特異的に）「感染抑制」活性を示

すと考えるのが妥当であろう。

21 大規模な集団レベルの免疫圧により、高度に COVID-19 ワクチンを接種した集団それぞれにおいて、異なるオミクロン由来変異株のサブセットが自然選択された可能性がある。このことが、現在、高度に COVID-19 ワクチンを接種した国や地域で同時流行している SARS-CoV-2 変異株の多様性に寄与している。COVID-19 ワクチン接種率の高い、ある集団で選択された高感染性オミクロン子孫変異株は、別のワクチン接種率の高い集団で選択された変異株と混在しうる。

22 以前にも述べたように、この保存された抗原部位は、移動性樹状細胞に付着した SARS-CoV-2 ウイルス粒子のト・ラ・ン・ス・感染に関与している（文献 5）。

23 これまで流行していたオミクロン前の変異株（ベータ、ガンマ、デルタ変異株など）の固有感染性を高めていた抗原決定基。

24 これは、呼び戻された抗体の親和性成熟が（ワクチン・ブレークスルー感染または mRNA ブースター投与の時点と比較して）数ヶ月遅れるためである。

25 2 つの異なるステージで行われることで、親和性の異なる広範な機能性抗体間の競合を回避することができる。オミクロンによるワクチン・ブレークスルー感染や mRNA ブースター接種を繰り返すと、増殖性感染に対する防御効果が急速に消失することから、まさに、第 2 段階の立体的免疫再集中によってプライミングされた抗体は、（第 1 段階の立体的免疫再集中によって誘導された抗体よりも）さらに低親和性であり、S タンパク質の N 末端ドメインの、第 1 段階の立体的免疫再集中によって誘導された抗体が認識していた領域よりも、さらに保存された領域を認識すると考えて間違いないだろう。

26 本章の記述や考察は、主として、多数の文献に掲載されているデータの解釈や分析に基づくものである。網羅的なものではないが、巻末に文献リストを掲載している（文献 13-31）。

27 多反応性非中和抗体は Th 非依存性のため親和性成熟を起こさない。

28 多反応性非中和抗体は、移動性樹状細胞に吸着した感染性 SARS-CoV-2 ウイルス粒子が遠隔臓器の SARS-CoV-2 受容性宿主細胞へ移行するのを防ぐ。

29 抗原提示細胞へのウイルス取り込みが MHC クラス I 非拘束性細胞傷害性 T リンパ球の活性化を維持するのに十分でない場合は、COVID-19 ワクチン接種者は（多反応性非中和抗体を介して）重症の COVID-19 疾患から守られるだけとなる（図 10）。

30 この影響は、細胞性自然免疫系が十分に訓練されているワクチン非接種者にも同等に及ぶ。

31 伝搬力の低下は、最近出現したオミクロンの子孫のウイルス排出量と感染性の低下によるものである（文献 56）。

32 集団の規模が大きく、免疫的にナイーブな人々（幼い子供など過去に感染していない人々）の割合が高ければ高いほど、集団免疫が確立されていても無症状感染によって SARS-CoV-2 が広がる可能性は高まる。

33 以前の寄稿で、S タンパク質の O 型糖鎖結合部位変異により、ウイルスがその病原性を高めることができることを述べた。より多くの糖鎖を持つ O 型糖鎖変異が、ウイルス本来の高い病原性を可能にするというのは、確かなことではあるが、証明はされていない。オミクロン初期株と同様に、集団レベルの免疫圧がある閾値を超えると、突然、壮大なシフトが起こると予想される。高度に COVID-19 ワクチンを接種した集団で多反応性非中和抗体力価が進化し、ウイルスの病原性に対して集団レベルの高い免疫圧がかかるようになり、最終的にユニークな S 関連 O 型糖鎖変異が選択された場合にこれが起こると考えられる。

34 ウイルスの病原性に対する防御が失われると、自動的に COVID-19 に対する疾患防御が完全に失われることは言うまでもない。高感染性変異株のウイルス病原性が開放されることによって、ウイルスの

トランス感染性が大幅に強化され、遠隔臓器へのウイルス播種が起こるからである（すなわち、抗体非依存的に重症の COVID-19 疾患が増強されることによる）。

35 高病原性ウイルスの最初の波は、集団ワクチン接種を急速に進めた（つまり 2021 年初頭に開始した）が、ブースター接種は限定的にしか行わなかった地域（イギリスなど）、あるいは主として mRNA ワクチン使用した地域（イスラエル、アメリカ、ヨーロッパの数カ国など）で現れると予想している。後者はそれ自体で立体的免疫再集中を引き起こすため、mRNA ワクチンの大規模接種は、接種者から細胞性自然免疫系を訓練する機会を奪い、同時にウイルスの免疫逃避ダイナミクスを促進させることになると考えるのが妥当であろう。したがって、mRNA ワクチンを接種した集団は、より毒性の強い SARS-CoV-2 変異株の影響を最初に受けるだけでなく、COVID-19 による入院率や死亡率も最も高くなる可能性がある。

36 ブースター接種は、接種直後はワクチンによって誘導された潜在的中和抗体または交差中和抗体（後者は立体的免疫再集中の場合）を増やす。そのため再曝露時には多反応性非中和抗体が確実に再刺激される。

37 オミクロン子孫株は、人間だけでなく、動物のリザーバーや、細菌にさえも広がっている（文献 53）。

38 しかし、この重症 COVID-19 の波は、私が以前予想したように、他の急性自己限定性疾患の急増と重なる可能性が高い（文献 5）。

39 初期オミクロン子孫変異株の増殖性感染から回復した直後に高感染性のオミクロン変異株に曝露して発生した多反応性非中和抗体によるブレークスルー感染によって、ワクチン非接種者に多くの呼吸器疾患が発生したが、これはおそらく、ウイルスの固有感染性が、より高かったためと考えられる。

40 ブレークスルー感染からの回復者の潜在的中和抗体は、低親和性であるため、新しい変異株（BA.4.6、BA.2.75.2 など）に対する中和

活性を急速に失った。

41 感染性の高いウイルスは、移動性樹状細胞に強く吸着する。そのため、吸着していない遊離の子孫ウイルス粒子は比較的少数となり、相対的に高濃度の既存の潜在的中和抗体と結合することになる。これにより、病原性抑制作用のある多反応性非中和抗体の産生を増やしつつ、（細胞傷害性Tリンパ球を介して）ウイルス除去能を高めることができる。

42 以前の寄稿では、私はこの新しい変異株を「NEWCO」と呼んだ（文献5）。しかし、その変異株はオミクロン初期株の中和抗体耐性をほぼそのまま引き継いでいるため、HIVICRON という名称がより適切だろうと考えている。

43 抗原性の異なる HIVICRON 系統が世界の異なる地域で出現するかもしれないが、それらは同じ病原性増強変異を共有することになるだろう。

44 高感染性のオミクロン子孫株に対して、潜在的中和抗体はもはや（多反応性非中和抗体依存性）ワクチン・ブレークスルー感染の前には結合せず、（抗体非依存性）ワクチン・ブレークスルー感染が起こった後に結合するようになる。

45 ウイルス伝播性が低下していることを考えれば、ワクチン非接種者の大多数にとっては高感染性変異株への曝露は、さらに細胞性自然免疫系の訓練を進め、せいぜい軽度の COVID-19 疾患症状を引き起こす程度である。

46 特に mRNA ワクチンが該当する。

47 潜在的中和抗体は新規変異株からの発症は防いだが、感染を防げなかったため、集団ワクチン接種は、より感染性の高いオミクロン前の新規変異株の蔓延を招いた。

48 自然感染直後の COVID-19 ワクチン接種は推奨されないが、mRNA-COVID-19 ワクチン接種は、有症状感染後、あるいは無症状／軽症感染後のどの時点であっても立体的免疫再集中を促進すると

考えられる。したがって、感染後の mRNA-COVID-19 ワクチン接種は、常に、新たに出現した SARS-CoV-2 変異株に曝露した際の NK 細胞の自然免疫訓練を中断させると想定される。

49 この場合、「接種者」とは、COVID-19 ワクチンを 2 回以上接種した者を指す。

50 これは、このパンデミックの過程で訓練能力を維持することができた COVID-19 ワクチン接種者にも当てはまる可能性がある。これは主に、COVID-19 疾患を発症するまでに、非 mRNA の COVID-19 ワクチン接種が 2 回以内の者に当てはまる。

51 二価ワクチンは、祖先株と、オミクロン BA.4/BA.5 変異株などオミクロン由来変異株の両方を標的としている。

52 パンデミックの現段階（高感染性の変異株が同時流行する段階）では、抗体非依存性ワクチン・ブレークスルー感染は新しい抗体のプライミングをしないため、オミクロンに適応したブースター投与は全く無意味とさえ言える。

53 増殖性感染に対する短期間の防御は、ウイルス伝播の短期的な減少をもたらし、ウイルスによる免疫逃避を遅らせることになった。私が、より病原性の強い変異株が出現するまでの時間を短く見積もってしまったのはこのためである。

54 ワクチン非接種者の防御能の低下や感受性の亢進は、無症候性感染後の短期間（6〜8 週間）存在する非中和性 IgM 抗体の感染増強活性による部分も確かにあった。これは、ウイルス感染率が高いと、ワクチン非接種者が無症候性感染後の早い時期、つまり感染増強性 IgM がまだかなり高い時点で、再感染する可能性が高まることによる。

55 すなわち、オミクロン前の変異株による増殖性感染後の mRNA ワクチン接種、または COVID-19 ワクチン接種後（mRNA ワクチン含む）の mRNA ワクチン接種、または mRNA ワクチン接種の初回シリーズ後のブースター接種。

56 オミクロンの場合、感染性の増強は多反応性非中和抗体を介して
もたらされた。

57 再感染がない場合、樹状細胞に吸着した粒子はおそらく抗原提示
細胞に取り込まれ、他の抗原の取込みを抑制し続けるだろう。集団
レベルで見れば、これだけで再曝露の効果を長引かせることができ
るかもしれない。この仮説は、MHC クラス I 非拘束性細胞傷害性
T リンパ球の活性化は短期間であるにもかかわらず、ワクチン接種
者の COVID-19 疾患からの防御は持続するという観察によっても支
持されると考えられる。ウイルスの感染性が高く、症状を起こさな
い（無症状感染！）ことを考えると、新しい抗原による新規プライ
ミング（少なくとも 2 回、間隔をあけて接種する必要がある）が再
曝露によって妨げられないとは思えない。

58 立体的免疫再集中を可能にするワクチン・ブレークスルー感染や
mRNA ワクチンによるブースター接種により、交差機能性抗体が新
規誘導されるため

59 多反応性非中和抗体を介したウイルスのト・ラ・ン・ス・感染性／病原性
の阻害による。

60 これらの変異は、保存された標的領域を置換したため、オミクロ
ン初期株や初期オミクロン子孫変異株によるワクチン・ブレークス
ルー感染によって引き起こされた立体的免疫再集中で誘導された広
範性抗体とは、もはやうまく適合しなくなった。

61 オミクロン前の時期に、最初の SARS-CoV-2 曝露では無症状／軽
症であった者が、その後すぐ（すなわち 6 ～ 8 週間以内）にウイル
スに再曝露すると、より深刻な COVID-19 疾患を発症することがあっ
たことを理解することは重要である。これは、感染増強性の非中和
性の IgM 抗体が短期間増えることによると考えられる。主流として
流行するウイルスの感染性が高ければ高いほど、初感染後すぐに再
曝露する可能性は高まる。同様に、非接種者が感染後 2 ～ 3 ヶ月以
内に、先行感染の変異株とは抗原性がシフトした SARS-CoV-2 変異

株に再曝露した場合には、中和抗体の能力が不十分なため、多反応性非中和抗体依存性のブレークスルー感染を起こす可能性がある。どちらのケースも、訓練された細胞性自然免疫系があるにもかかわらず、非接種者は COVID-19 疾患にかかり、どちらのケースも、ワクチン非接種者の COVID-19 疾患は、S タンパク質（すなわち、ウイルス感染性）に対する集団レベルの免疫圧力のために選択され、優勢となって流行した、より感染性の高い SARS-CoV-2 変異株に短期間で再感染したことに起因した。このような現象は、ワクチン接種率の高い集団で典型的に起こった。したがって、S タンパク質ベースの COVID-19 ワクチンを用いた集団ワクチン接種が、以前に増殖性の SARS-CoV-2 感染を経験していたワクチン非接種者に COVID-19 疾患を再発させる原因であったことは疑う余地がない。

62 ウイルスの感染性と中和性に対する不十分な免疫圧力は、ウイルスの感染と中和を担うタンパク質（SARS-CoV-2 の場合は S タンパク質）を標的としたワクチンを用いて、パンデミック時に集団ワクチン接種を行った場合に。典型的に広範囲に発生する。

63 免疫的に覆われる、とは、ACE2 との結合を遮断できるほど強くウイルスの S タンパク質の受容体結合ドメインの抗原に結合することはできないが、以前にプライミングされたメモリー B 細胞に抗原が認識されない程度には結合できる、コグネイト抗体と抗原との結合のことをいう。

64 より免疫原性の高い（免疫優勢）ドメインが、より免疫原性の低い抗原部位と共在すると、後者はコグネイトメモリー T ヘルパー細胞からの支援を得ることができない。

65 自然感染によってプライミングされた中和抗体は、COVID-19 ワクチンによって誘導された中和抗体ほど持続しないことに注目することが重要である。したがって、多反応性非中和抗体依存性のナチュラル・ブレークスルー感染が発生するのは、以前の感染後、比較的短い期間（4〜6週間）のみである。

66 これは、高感染性子孫ウイルスのほとんどが移動性樹状細胞に結合するためと考えられる（文献 39）。

67 「保存された」抗原部位が変化すると、ウイルスの複製が脅かされる。なぜなら、この抗原部位は、集団レベルの免疫によってウイルスの生存が脅かされた場合に、感染性を高め、多反応性非中和抗体を介したブレークスルー感染を（変異株に関わらず）引き起こすことができる、ウイルスにとって決定的に重要なものだからである。

68 4.3 章で説明したように、この状況は、流行中のオミクロン子孫株の病原性の強化により、最近変化してきている。

69 これは、ワクチン非接種者が COVID-19 ワクチン接種者との接触を避ける理由がないことも意味している。

70 11.9 章で述べたように、COVID-19 ワクチン接種者における他の疾患の患者数の増加は、抗原提示細胞への SARS-CoV-2 の取り込みが促進されているためと考えられる。抗原提示細胞へのウイルス取り込みが促進されると、これらの抗原提示細胞による他の病原体由来の抗原の提示が減少し、CD4+T ヘルプに依存するエフェクター B 細胞および T 細胞の呼び戻しや、プライミングを妨げる可能性がある。

訳者あとがき

　本書は 2023 年 1 月末に欧米で発刊された Geert Vanden Bossche 博士（獣医師、ウイルス学博士）による

The Inescapable Immune Escape Pandemic

Nobody Can Conceal The Science

That Nature Is Now Desperate To Unveil

Society In Highly Vaccinated Countries Will Be Caught By Surprise

> 逃れられない免疫逃避パンデミック
> 誰も科学的真実を隠すことはできない。
> 自然が今それを明らかにしようとしている。
> ワクチン接種率の高い国の人々は驚愕するだろう。

の日本語翻訳版です。

　パンデミックの終息には集団免疫の確立が必要であることに誰も異論はあるまい。そもそも、このパンデミックにワクチンが使用された目的もそこにあったはず。

　では集団免疫が確立されるというのはどういう状態だろうか。

　集団免疫が確立された状態、というのは、集団の大多数の人がその感染症に対する免疫をもつことで集団の感染率が十分に下がり、散発的な感染や発症があったとしても周囲の大多数がもつ免疫のおかげで感染は広がらず、結果的に、十分な免疫を持てない人も守られる、という状態を指すはずだ。

　95% の感染（正確には発症）を予防するという触れ込みで日本国内では全人口の 77% 以上が初回接種（2 回の接種）を完了し、68% 以上が 3 回目を接種したというのに、感染率は十分に下がっているのだろうか。5 月 8 日以降、日々の感染者数の発表はなく

なったが、その直前において、1日に数千人の陽性者が発表されていた。しかも、なお、接種事業は継続され、世界随一の追加接種率を誇る。

おかしいと思わないのだろうか？　なぜこんなことが起こっているのだろうか？

本書は、このパンデミックの進化を推し進める／推し進めた、ウイルスと、宿主である私たちの免疫システムとの相互作用についての壮大な仮説である。しかし、荒唐無稽な仮説ではない。著者の、幅広い関連分野にまたがる長年の経験と、文献として発表されたデータの緻密な分析に基づく仮説である。現在までの世界の状況は、その仮説で見事に説明されている。

たとえ感染率が下がらなくても、発症しても大多数の人は軽症であり、無症状の人も多い、（パンデミック当初よりもさらに致死率や重症化率は低下した）そのような、この感染症の性質から、私たちも、ようやく日常生活に戻りつつある。患者数の統計も、定められた医療施設を受診した人の検査結果のみとなってみれば、現在は、実は、インフルエンザの低流行期と同じような状況なのだろうか、と思わなくもない（ならば、なおさら、これまでの感染対策は何なのだ！）。しかし、そうではないのなら、この異常な状況の行く末はどうなるのだろうか。

本書はそのような疑問に、1つの答えを示してくれる。それは決して楽観的な予測ではない。現在の異常な超過死亡の増加の要因についても、本書に説明されている。最悪の可能性、HIVICRON の発生にいたるのかどうか、それは分からないが、本書が事態に備えるための警告として、あるいは警告は発せられていた、という証拠として、そして、本書が将来の世代をきっと勇気づけてくれると信じ、私は本書を邦訳したいと思った。

私はおよそ20年間、生化学や分子生物学の手法を用いて基礎研究に従事してきた。医学的知識として、インフルエンザワクチンは感染を予防しない事を知っていた。したがって、私にとっては、今回のパンデミックのさなかに、ほぼ全世代にワクチン接種を行うという事自体、信じられなかった。ワクチンを逃避するウイルスがあっという間に現れる事は自明だろう、と思った。さらに、緊急承認されたというワクチンの仕組みを知ってさらに驚いた。何が起こるかわからないと恐れをなした（副作用の数々‼️については、国内外で、心ある医師や科学者やジャーナリストが声をあげ、多くの文献報告もされている。しかし、本書の範疇ではないので、ここでは触れない）。

　それなのに、事態は粛々と進み、病原体の薬剤耐性の問題に詳しいはずの人々も、このワクチンに類似の試薬を日常的に実験に使っている人々も誰も声を上げるどころか、科学の進歩を喜び、「大切な人を守るために」この事態を進んで引き受けて行くように見えた。どうしたらいいのかわからなかった。

　そんな中、著者がWHOに向けて発出した動画（2020年3月）を見た。はっきりと、パンデミックの最中に集団ワクチン接種を行ってはいけない、と述べ、科学者の公開討論を求めていた。それ以来、著者は私の中の柱となった。

　本書は決して易しい内容ではありません。特に、1章2章は難しい。訳文も堅くて申し訳ないと思う。免疫学の知識があまりない人は用語解説と要約の次は4章なり5章なりから読み始めるのもいいと思う。目次を読んで興味のあるところから読むのもいいと思う。そして改めて最初から読み直せば、腑に落ちる点がたくさんあるはず。私にとって、翻訳は非常に難しい作業でした。同時に理解を深める貴重な作業でもありました。訳文が著者の意図を十分反映していない、または、（あってほしくはないが）誤っ

て伝えている場合には、それは、すべて私の責任です。

　最後に、免疫学に関する私の質問に快く答えて下さり、また本書を少しでもわかりやすくするために助言してくださった東京大学大学院医学系研究科准教授の新田剛先生、いつも twitter でボッシュ博士の論考に分かりやすい解説をしてくださり、拙訳の原稿を読み、感想を下さった molbio08 先生に感謝します。出版という事に全く無知の私に助言下さったたくさんの皆様、私の拙い日本語表現にアイディアをくれた翻訳家であり、イラストレーターでもある妹の千鶴、黙って見守ってくれている夫、私の様々な要望に応えて本書を完成させて下さった家入様はじめ花伝社の皆様、そして、このパンデミックがなければ、出会えなかった友人達に感謝します。

　なにより、翻訳をこころよく了解して下さり、全面的に支援して下さった著者に心からの感謝と敬愛の念を贈ります。

2023 年 6 月 24 日　渡邊裕美

　追記：「さらに理解したい方へ」と、引用文献の中に示された Bossche 博士の論考の翻訳を note (https://note.com/ym_dam/m/m134dee86ebf3) にアップします。どうぞご覧ください。

ギアト・ヴァンデン・ボッシュ（Geert Vanden Bossche, DVM, PhD.）
ゲント大学（ベルギー）で獣医学学位（DVM）を取得後、ホーエンハイム大学
（ドイツ）でウイルス学の博士号を取得。ベルギー及びドイツの大学において、
非常勤講師を務め、学術界でキャリアを積んだ後、複数のワクチン会社（GSK
Biologicals、Novartis Vaccines、Solvay Biologicals）に入社。ワクチンの研究開
発及び後期開発においてさまざまな役割を果たし、その後、米国シアトルにある
ビル＆メリンダ・ゲイツ財団グローバルヘルスディスカバリーチームにシニア・
プログラムオフィサーとして参加。また、ジュネーブのGAVI（Global Alliance
for Vaccines and Immunization）でシニアエボラプログラムマネージャーとして、
ケルン・ドイツ感染研究センターでワクチン開発室長として勤務。
現在、バイオテクノロジーやワクチンのコンサルタントとして活躍する一方、ナ
チュラルキラー細胞ベースのワクチンに関して独自の研究を行う。

渡邊裕美（わたなべ・ゆみ）
新潟大学医学部准教授、医学博士、医師。九州大学医学部卒、同大学大学院で博
士号取得、同大生体防御医学研究所助手、テキサス州立大学MDアンダーソンが
んセンターポスドク、京都大学医学部助手、新潟大学医学部非常勤研究員、同大
医学部助教、講師を経て現職。

回避不能な免疫逃避パンデミック

2023年7月25日　　初版第1刷発行

著者 ——— ギアト・ヴァンデン・ボッシュ
訳者 ——— 渡邊裕美
発行者 —— 平田　勝
発行 ——— 花伝社
発売 ——— 共栄書房
〒101-0065　東京都千代田区西神田2-5-11出版輸送ビル2F
電話　　　　03-3263-3813
FAX　　　　03-3239-8272
E-mail　　　info@kadensha.net
URL　　　　https://www.kadensha.net
振替 ——— 00140-6-59661
装幀 ——— 黒瀬章夫（ナカグログラフ）
表紙イラスト 渡邊千鶴
印刷・製本— 中央精版印刷株式会社